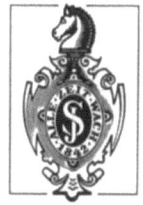

G. Hierholzer   M. Allgöwer   Th. Rüedi

Fixateur-externe-Osteosynthese

Rohrsystem der Arbeitsgemeinschaft
für Osteosynthesefragen

Mit 57 Abbildungen
in 104 zum Teil zweifarbigen Einzeldarstellungen

Springer-Verlag
Berlin Heidelberg New York Tokyo 1985

Professor Dr. med. GÜNTHER HIERHOLZER
Ärztlicher Direktor der Berufsgenossenschaftlichen
Unfallklinik Duisburg-Buchholz
Großenbaumer Allee 250
D-4100 Duisburg 28

Professor Dr. med. MARTIN ALLGÖWER
Präsident der AO International
Balderstraße 30
CH-3007 Bern

Professor Dr. med. THOMAS RÜEDI
Chefarzt der Chirurgischen Klinik
Rätisches Kantons- und Regionalspital
CH-7000 Chur

ISBN-13: 978-3-642-69821-7   e-ISBN-13: 978-3-642-69820-0
DOI: 10.1007/978-3-642-69820-0

CIP-Kurztitelaufnahme der Deutschen Bibliothek
HIERHOLZER GÜNTHER: Fixateur-externe-Osteosynthese: Rohrsystem d. Arbeitsgemeinschaft für
Osteosynthesefragen / G. HIERHOLZER; M. ALLGÖWER; TH. RÜEDI. –
Berlin; Heidelberg; New York; Tokyo: Springer, 1985.
    ISBN 3-540-13519-7 (Berlin ...)
    ISBN 0-387-13519-7 (New York ...)
NE: ALLGÖWER, MARTIN; RÜEDI, THOMAS:

Satz, Druck und Buchbindearbeiten: Universitätsdruckerei H. Stürtz AG, Würzburg
2124/3130-543210

Inhaltsverzeichnis

1 Einleitung und Grundlagen der Indikationsstellung

Die Fixateur-externe-Osteosynthese hat seit der Beschreibung eines klammerartigen Modells in der Mitte des vorigen Jahrhunderts durch MALGAIGNE [11] eine kontinuierliche Vorgeschichte. Nach vorausgegangenen Entwicklungsstufen wendete erstmals LAMBOTTE [10] den Klammerfixateur systematisch an. Das Prinzip des Rahmenfixateurs ist von CODIVILLA [3] beschrieben und die technische Weiterentwicklung von STADER [16], HOFFMANN [6] und von ANDERSON [1] vorangetrieben worden. Ergebnisse mechanischer Untersuchungen über die Leistungsfähigkeit verschiedener Montageformen haben zuerst VIDAL et al. [17] vorgelegt und damit die Verbreitung der Fixateur-externe-Osteosynthese eingeleitet. Klinisch wurde der Fixateur externe zur Behandlung von Frakturen und Pseudarthrosen wie auch für die Operation zur Arthrodese des Kniegelenks und der Sprunggelenke [13] verwendet. Die frühzeitig erkannten Vorteile dieser Osteosyntheseform werden heute unverändert anerkannt. Sie lauten zusammengefaßt: „Stabilisierung eines Skelettanteils unter Aussparung des gefährdeten Bereichs".

In der Arbeitsgemeinschaft für Osteosynthesefragen [5, 7–9, 12–15, 18] haben wir uns ebenfalls mit der Fixateur-externe-Osteosynthese beschäftigt. Das besondere Merkmal des ursprünglichen Modells bestand in dem Bauelement „Gewindestange" und in der Form der Anwendung als Rahmenkonstruktion ohne Vorspannung. Klinische Verlaufsbeobachtungen zeigten, daß bei Problemfrakturen mit einem ausgedehnten knöchernen Defekt, einem kurzen metaphysären Fragment wie auch bei der Kombination von Instabilität und chronischer Knocheninfektion mit diesem Vorgehen eine ausreichende Ruhigstellung nicht zu erzielen war. Mit der Einführung des AO-Rohrsystems sind die Bauelemente des Fixateur externe wesentlich verbessert worden. Die höhere Biegefestigkeit der Rohrstange erlaubt im Vergleich mit dem ursprünglichen Modell größere Distanzen stabil zu überbrücken. Die Grundlagen für die wichtigsten Montageformen sowie für deren Indikation sind erarbeitet und werden im weiteren dargestellt [7, 15].

Für die Fixateur-externe-Osteosynthese bestehen drei hauptsächliche Indikationen:

1. Frakturen mit ausgedehntem Weichteilschaden.
2. Infizierte Frakturen und Pseudarthrosen.
3. Korrekturosteotomien im metaphysären Bereich und Arthrodesen.

Für jede dieser Indikationen ist die Wichtigkeit der durch die Fixateur-externe-Osteosynthese erreichbaren Stabilität unterschiedlich.

ad 1. Bei frischen diaphysären Frakturen ist nach einer Fixateur-externe-Osteosynthese auch bei Anwendung der biomechanisch optimalen Montage eine primäre Knochenbruchheilung nicht häufig zu beobachten. Andererseits entfällt wegen der Steifigkeit der Fixation der physiologische Stimulus für eine Kallusbildung. Hieraus folgt in der Regel eine verzögerte Frakturheilung, sofern nicht zusätzliche chirurgische Maßnahmen ergriffen werden. Die erste Behandlungsaufgabe der Fixateur-externe-Osteosynthese besteht in der Lösung des Weichteilproblems in der unmittelbaren posttraumatischen oder postoperativen Phase. Ist diese Aufgabe gelöst, so werden oft weitere operative Schritte erforderlich, insbesondere die autologe Knochenplastik und eine Änderung der Fixationstechnik. Um derartige Sekundäreingriffe mit einem Minimum an Infektionsrisiko durchführen zu können, sollten Steinmann-Nägel und Schanz-Schrauben nicht frakturnah eingebracht werden, d.h. den Verletzungsbereich überbrücken. Wie die Untersuchungen im Experiment [4, 7, 15] zeigen, ergibt sich hieraus allerdings eine Verminderung der erreichbaren Stabilität. Ist eine Änderung der Fixationstechnik geplant, so kann das Infektionsrisiko durch ein zeitliches Intervall von 2–3 Wochen zwischen Fixateur-externe-Entfernung und Reosteosynthese herabgesetzt werden. Das bei frischen Frakturen zur primären Knochenbruchheilung erforderliche Ausmaß an Stabilität kann mit der Fixateur-externe-Osteosynthese meist nur in Verbindung mit der interfragmentären Kompressionstechnik, wie z.B. durch eine Zugschraube, erzielt werden. Der Fixateur externe entspricht dabei dem Prinzip der Neutralisationsosteosynthese.

ad 2. Bei der operativen Behandlung infizierter Frakturen und Pseudarthrosen ist die innere Fixationstechnik mit Implantation von Fremdmaterial zumindest häufig kontraindiziert. Nach Entfernung des infektionsunterhaltenden nekrotischen Weichteil- und Knochengewebes hat die Fixateur-externe-Osteosynthese nicht nur eine vorübergehende Funktion. In Verbindung mit einer autologen Knochenplastik wird sie oft als endgültige Fixationstechnik zur Herbeiführung der knöchernen Heilung verwendet. Für diese Indikationen sind die Montagen indiziert, die ein Maximum an Stabilität ergeben.

ad 3. Im spongiösen Knochen des metaphysären Bereichs kann bei Osteotomien oder Operationen zur Arthrodese mit den unten beschriebenen Montagen interfragmentäre Kompression und ein hohes Maß an Stabilität erreicht werden, so daß eine knöcherne Heilung meist im Zeitraum von 8–12 Wochen eintritt.

Für alle der oben beschriebenen Bedingungen ist es von besonderer Wichtigkeit, eine Lockerung der Steinmann-Nägel und der Schanz-Schrauben zu verhindern, die zu Reizerscheinungen an den Metallaustrittsstellen der Weichteile führt und mit der Gefahr der knöchernen Infektion verbunden ist. Die wichtigste Maßnahme zur Vermeidung der Lockerung der im Knochengewebe verankerten Metallteile des Fixateur externe besteht im Prinzip der Vorspannung der Steinmann-Nägel und der Schanz-Schrauben. Besteht eine breite knöcherne Abstützung im zu stabilisierenden Bereich, wie bei einer Querfraktur, einer metaphysären Osteotomie oder einer Arthrodese, so kann die Vorspannung *interfragmentär,* d.h. auf die Fraktur oder auf den Osteotomiespalt zu, vorgenommen werden. Besteht keine derartige Abstützung wie bei einem Stückbruch oder einem Defekt, so erfolgt die Vorspannung *intrafragmentär* entsprechend der Abb. 4a, b. Die Vorspannung der Steinmann-Nägel und der Schanz-Schrauben ist ein wichtiges Merkmal und ein entscheidender Bestandteil der Fixateur-externe-Osteosynthesetechnik. Nicht vorgespannte Steinmann-Nägel und Schanz-Schrauben verursachen aufgrund von Mikrobewegungen Knochenresorption und Lockerung. Aus dieser Gesetzmäßigkeit ergibt sich, daß ein zentrales Gewinde am Steinmann-Nagel die Lockerungsgefahr nicht vermeidet; es besteht deshalb keine Indikation für ein zentral gelegenes Gewinde am Steinmann-Nagel, das ohnehin die Metalleinbringung und -entfernung erschwert.
Die Hauptaufgabe des Manuals besteht in der Beschreibung der Fixateur-externe-Osteosynthesetechnik mit dem AO-Rohrsystem für die unten beschriebenen Problemfrakturen. Ergänzende Indikationen und Techniken werden kurz abgehandelt. Die Fixateur-externe-Technik bei der Behandlung von Becken- und Wirbelfrakturen wird in diesem Manual nicht besprochen.

2 Mechanische Grundlagen der Fixateur-externe-Osteosynthese

Mit den Bauelementen des Rohrsystems wurden zahlreiche Konstruktionsmodelle gebildet, deren mechanisches Verhalten experimentell untersucht und die klinischen Anwendungsmöglichkeiten geprüft. Die Horizontal- und die Höhenverschieblichkeit der Bruchenden wurden mit Ohmschen Wegaufnehmern gemessen [7, 8] und die Torsionsstabilität mit der Finitelementanalyse rechnerisch ermittelt [7]. Die Ergebnisse führten zu der Beschreibung von 3 Montagegrundformen. Der Kliniker sollte einige der mechanischen Gesichtspunkte bei der technischen Anwendung besonders beachten (Abb. 1–6).

Nach einer Fixateur-externe-Osteosynthese ist die *Horizontalverschieblichkeit* der Fragmente unter Belastungsbedingungen einer der Parameter für die Beurteilung der erreichten Stabilität. Unter exzentrischer Belastung, die den physiologischen Bedingungen entspricht, entsteht am jeweiligen Hauptfragment ein Drehmoment. Die Fragmentenden erfahren dabei eine fast ausschließliche horizontale Auslenkung. Liegt im proximalen Hauptfragment in frontaler Richtung 1 Steinmann-Nagel, so bildet dieser die Drehachse. Liegt stattdessen 1 Steinmann-Nagelpaar, so liegt die Drehachse in der Mitte zwischen den beiden Nägeln. Unter der Belastung entsteht ein Gegenmoment, das mit zunehmendem Abstand der beiden Steinmann-Nägel voneinander größer wird. Kann in ein kurzes metaphysäres Bruchstück nur 1 Steinmann-Nagel in frontaler Richtung eingebracht werden, so ist es möglich, ein zusätzliches Gegenmoment mit einer in ventrodorsaler Richtung eingebrachten Schanz-Schraube aufzubauen. Durch das Gegenmoment verringert die Schanz-Schraube ebenfalls die horizontale Auslenkung. Der Abstand zur Drehachse „Steinmann-Nagel" sollte also möglichst groß sein. Dabei wird die Schraube so frakturnah eingebracht, wie es der klinische Befund oder der Behandlungsplan erlauben (Abb. 1a).

Die horizontale Verschieblichkeit der Bruchstücke kann auch durch die Verbindung einer sagittalen Klammer mit einem frontalen Rahmen über schrägverlaufende Steinmann-Nägel herabgesetzt werden (Abb. 5 u. 28), weil durch diese Verstrebungen

5

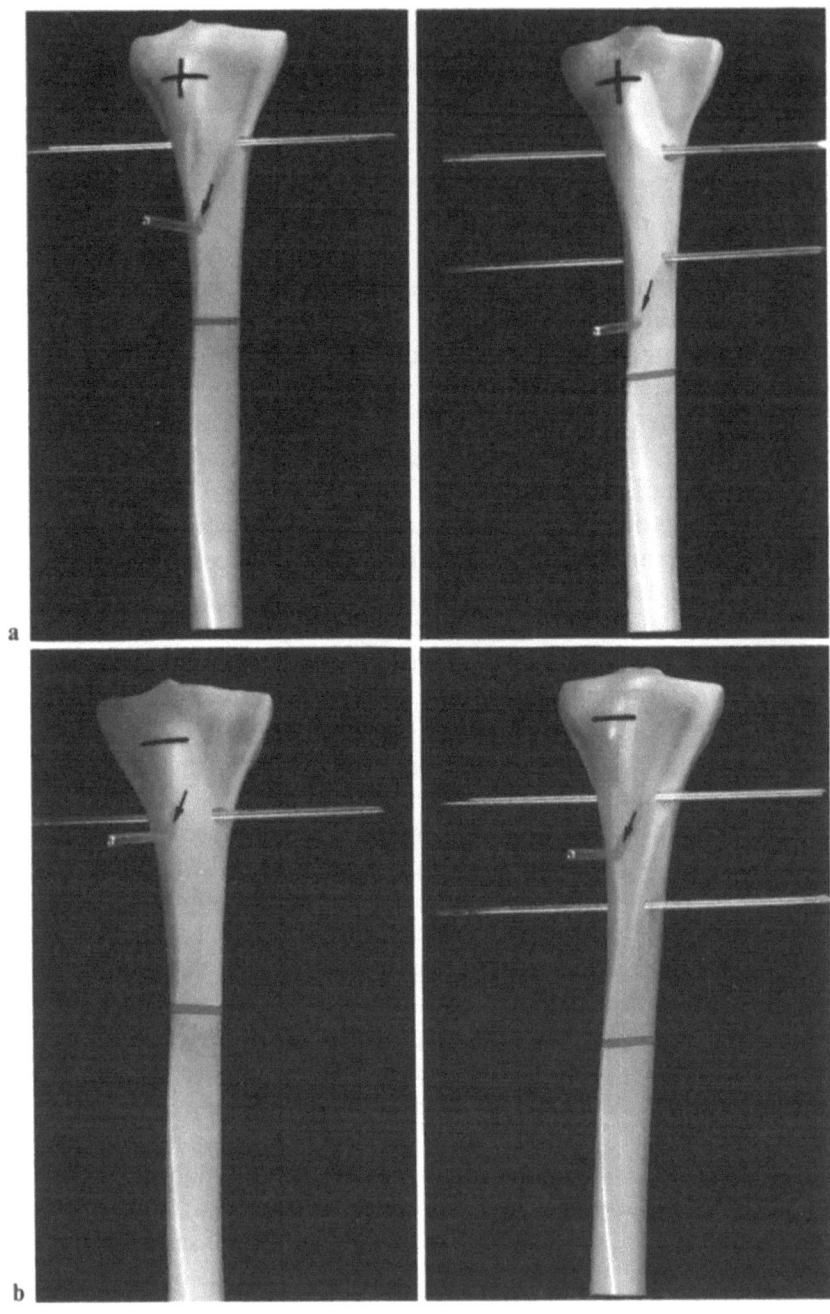

Abb.
1a, b Einbringen eines Steinmann-Nagelpaares bzw. einer zusätzlichen Schanz-
Schraube in ventro-dorsaler Richtung: Minderung der Horizontalverschieblichkeit durch Aufbau eines Gegenmoments unter exzentrischer Belastung. **a** Richtige Lage (+) der Schanz-Schraube fern der Drehachse des
Steinmann-Nagels bzw. des Steinmann-Nagelpaares. **b** Falsche Lage (−)

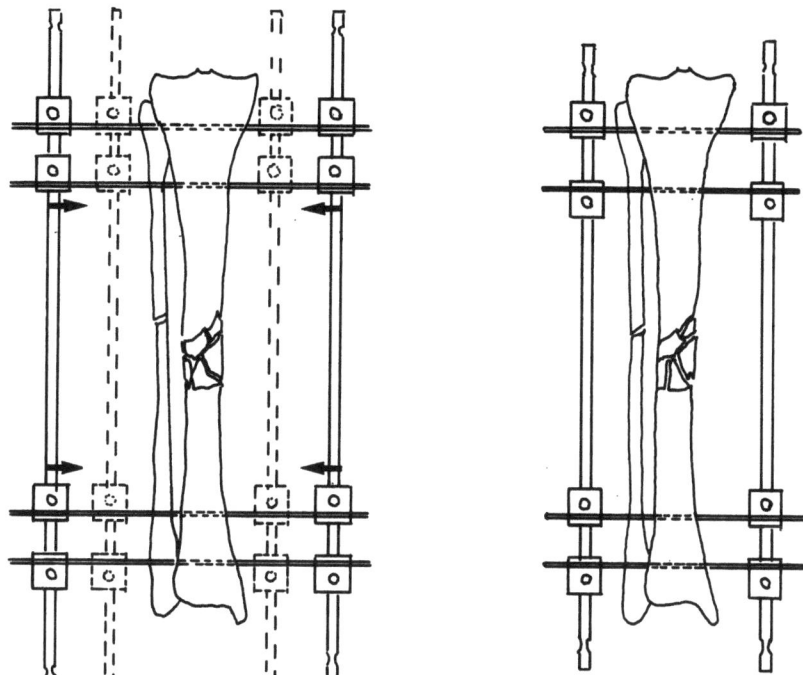

Abb. 2 Möglichst knochennahe Montage der Rohrstangen: Erhöhung der Stabilität des Systems infolge Verminderung der freien Biege- und Knickstrecke der Steinmann-Nägel und Schanz-Schrauben

Zug- und Druckkräfte aufgenommen werden. Mit dieser schräg-verlaufenden Verbindung wird der Biegung der Rohrstangen entgegengewirkt. Die Stabilität des Systems hängt andererseits auch von der freien Biege- und Knickstrecke der Rohre, der Steinmann-Nägel und der Schanz-Schrauben ab. Je kürzer diese für alle Bauelemente sind, um so geringer ist die Auslenkung der Fragmentenden. Insbesondere bei großer Distanzüberbrükkung ist darauf zu achten, daß der Rohrstangenabschnitt zwischen den frakturnahen Steinmann-Nägeln möglichst klein gehalten wird. Die Rohrstangen sind außerdem extremitätennahe anzubringen (Abb. 2).

Ein weiterer wichtiger Parameter für die Stabilität der Montage besteht in der *Höhenverschieblichkeit der Bruchstücke* unter Belastungsbedingungen. Der Kraftfluß erfolgt hauptsächlich über den im Schema gezeigten Weg (Abb. 3) mit der „Schwachstelle Steinmann-Nägel". Die bei einer Montage für die Höhenverschieblichkeit verantwortliche Durchbiegung der Steinmann-Nägel hängt ab von der freien Länge zwischen den Rohren, ihrem

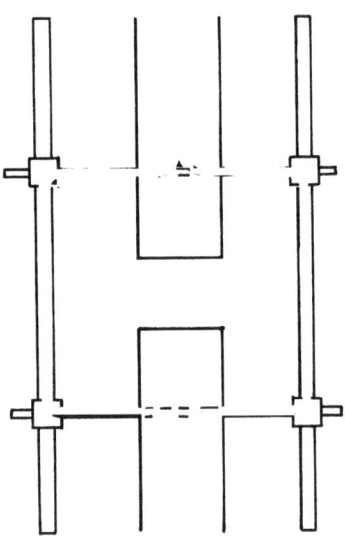

Abb. 3   Der Weg des Kraftflusses bei einer Fixateur-externe-Montage unter Belastungsbedingungen

Durchmesser und der Qualität des Metalls. Die Untersuchungen haben nun gezeigt, daß mit einer gegenseitigen Verspannung der Steinmann-Nägel im jeweiligen Hauptfragment die Höhenverschieblichkeit bis zu 45% herabgesetzt werden kann (Abb. 4a, b). Auch die horizontale Auslenkung der Bruchstücke wird mit der Vorspannung, wenn auch in geringerem Maße, herabgesetzt, wie von ANDERSON bereits angegeben [1]. Durch die Verspannung wird schließlich die Gefahr der Lockerung der Steinmann-Nägel und die Gefahr des seitlichen Verrutschens der Bruchstücke verringert. Damit erübrigt sich ein zentrales Gewinde am Steinmann-Nagel.

Abb.
4a, b   Gegenseitiges Verspannen eines Steinmann-Nagelpaares im jeweiligen Hauptfragment: Minderung der Höhen- und Horizontalverschieblichkeit sowie der Metallockerung im Knochen

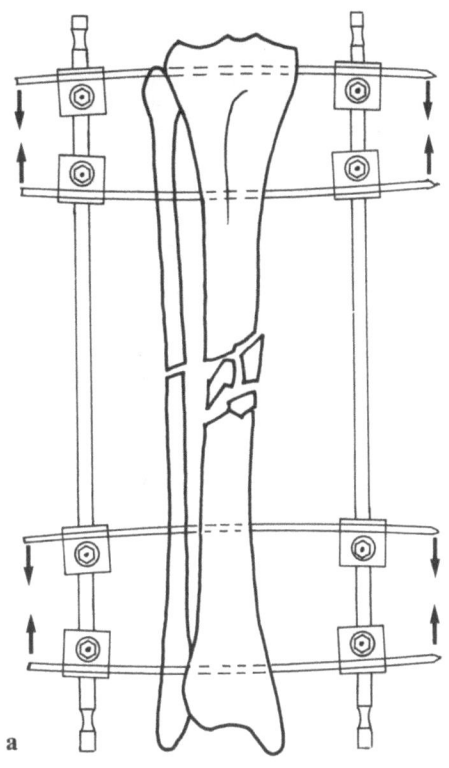

a

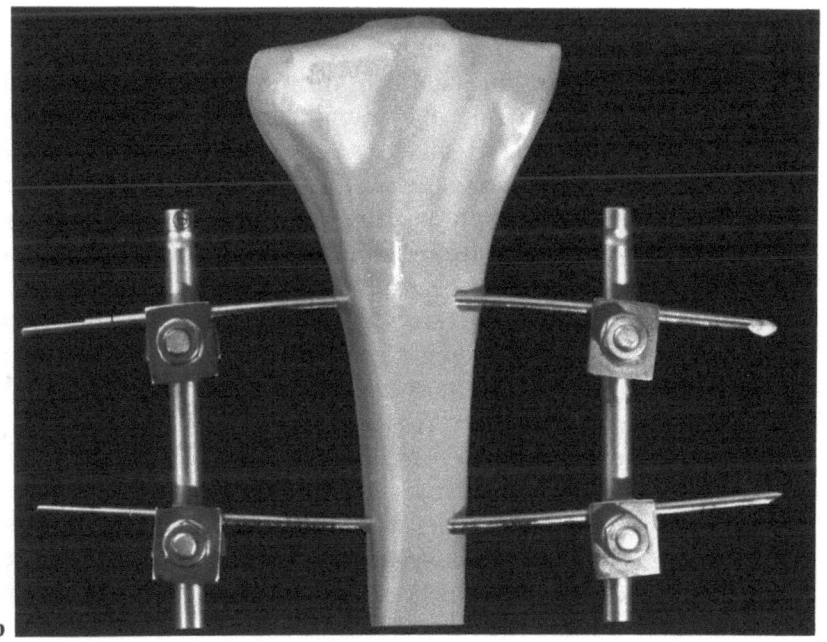

b

9

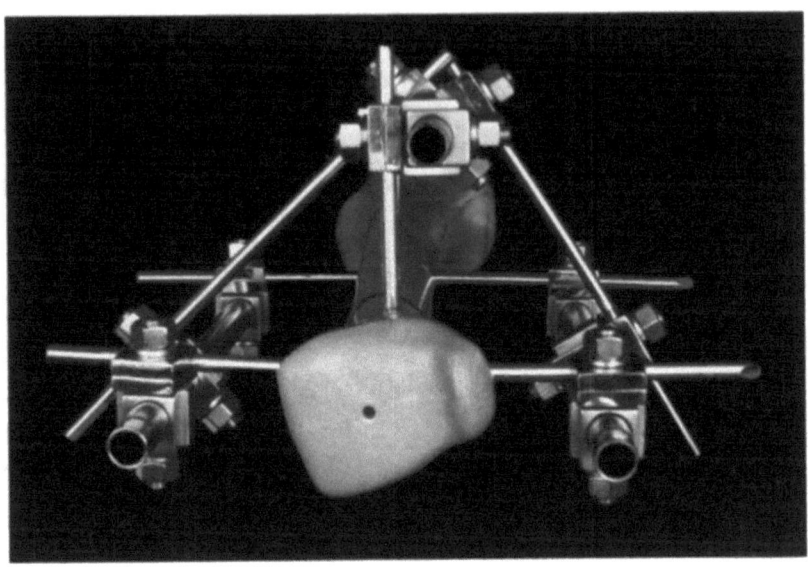

Abb. 5 Räumliche Anordnung der Fixateur-externe-Montage durch Verbinden der ventral und in sagittaler Richtung eingebrachten Klammer mit dem frontalen Rahmen: Erhöhung der Rotationsstabilität

Ein weiterer Parameter für die Stabilität einer Fixateur-externe-Montage besteht in der *Aufnahme von Torsionsmomenten*. Sie kann rechnerisch über die Finitelementanalyse ermittelt werden. Untersuchungsergebnisse haben gezeigt [7], daß eine ventral liegende Rohrstange zur Neutralisation von Torsionsmomenten nur in Verbindung mit der räumlichen Anordnung fähig ist (Abb. 5 und 27–30). Es muß also die ventral und in sagittaler Richtung angebrachte Klammer mit der frontalen Rahmenkonstruktion verbunden werden. Eine räumliche Anordnung erhöht hauptsächlich die Rotationsstabilität, ihr Einfluß auf die horizontale Auslenkung der Fragmente ist geringer.

Eine Verklemmung der Rohrstangen mit den Steinmann-Nägeln bedingt eine gewisse Exzentrizität des Systems. Bei exzentrisch einwirkender Kraft sollten deshalb die Rohrstangen so verklemmt werden, daß der Abstand der Wirklinie der Kraft zur Bezugsachse möglichst klein gehalten wird. Durch die Verkürzung des Hebelarms verringert sich damit auch das auf die seitlichen Rohrstangen einwirkende Biegemoment. Die praktische Konsequenz dieser Aussage besteht darin, daß bei der Montage die seitlichen Rohre dorsal der Steinmann-Nägel anzuordnen sind (Abb. 6a, b).

10

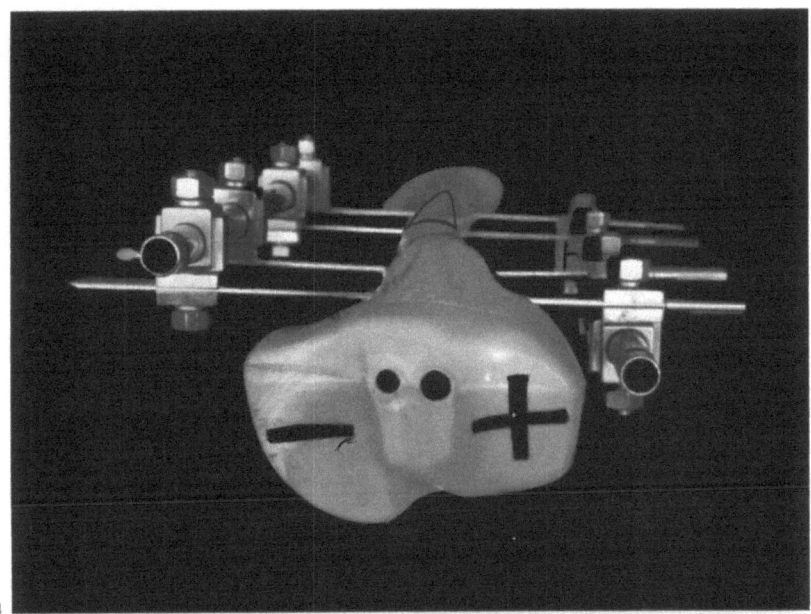

a

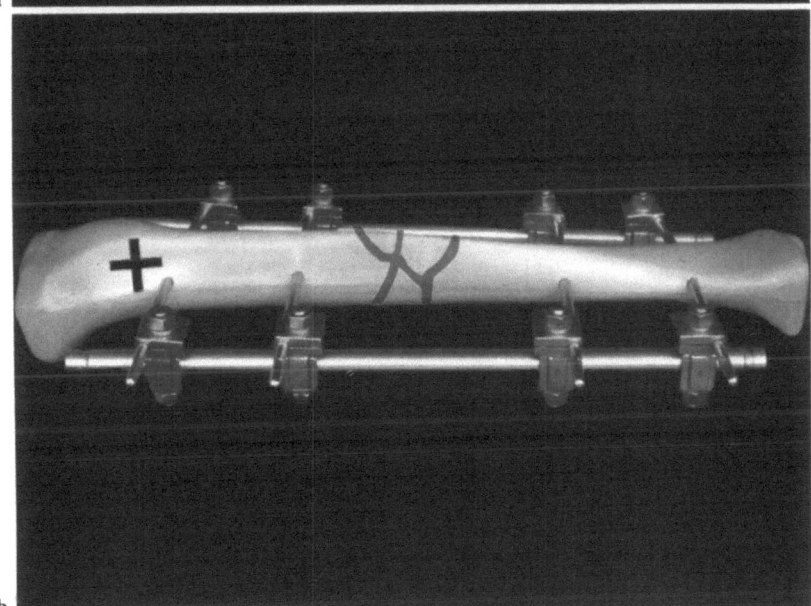

b

Montage der Rohrstangen dorsal der Steinmann-Nägel (+ = richtig; − = falsch): Verringerung des auf die seitlichen Rohrstangen einwirkenden Biegemoments durch Verkürzung des Hebelarms bei fehlender knöcherner Abstützung

3 Bemerkungen zur Pathophysiologie der Problemfrakturen

Zur experimentellen Abszeßbildung benötigt man im Tierversuch ein Inokulum in der Größenordnung von $6-8 \times 10^6$ pathogenen Erregern. Bei Frakturen mit ausgedehnter Weichteil- und Knochenschädigung kann dagegen bereits eine geringe Keimbesiedelung zur Manifestation einer Infektion führen. Die Erklärung liegt darin, daß in Weichteil- und Knochennekrosen die zellulären und humoralen Abwehrvorgänge ausfallen und damit das Wachstum der pathogenen Erreger begünstigt wird. Weiterhin ist für die einzuschlagende Therapie zu berücksichtigen, daß an der unbelebten Oberfläche von Fremdmaterial die Abwehrreaktionen des Organismus nur abgeschwächt stattfinden können. Bei der Stabilisierung einer Fraktur ist deshalb die Einbringung eines Implantats in einen stark gefährdeten oder bereits infizierten Bereich nicht ohne Risiko.

Andererseits ist aber aus tierexperimentellen Untersuchungen und klinischen Verlaufsbeobachtungen die Notwendigkeit zur operativen Stabilisierung von Problemfrakturen mit drohender oder bereits eingetretener Komplikation zwingend abzuleiten. Die Notwendigkeit nimmt mit der Ausdehnung einer Knochen- und Weichteilschädigung zu. Die Stabilisierung des Verletzungsbereichs stellt die Voraussetzung dar für die gerichtete Differenzierung pluripotenter Zellen, ein Vorgang, der zur Revaskularisation führt. Grundsätzlich ist also die operative Stabilisierung geeignet, die Funktion der lokalen Abwehrreaktionen wiederherzustellen und die knöcherne Regeneration einzuleiten. Durch die überbrückende Technik und Aussparung des gefährdeten Bereichs trägt die Fixateur-externe-Osteosynthese den pathophysiologischen Vorgängen in besonderem Maße Rechnung.

4 Indikation der Fixateur-externe-Osteosynthese

Bei richtiger Indikationsstellung tritt die externe Stabilisierungs-technik nicht in Konkurrenz zu den Standardverfahren der Osteosynthese. Sie ergänzt diese vielmehr für Bedingungen, bei denen die Nagelung oder Verplattung mit einem zu hohen Risiko für das Entstehen oder für die Exazerbation einer Infektion ver-bunden ist. Nach der externen Stabilisierung von Frakturen ist im Vergleich zur Nagel- oder Plattenosteosynthese durchschnitt-lich mit einer längeren Dauer bis zur knöchernen Heilung zu rechnen. Ausgenommen davon sind Osteotomien im metaphysä-ren Bereich und Arthrodesen, bei denen breite spongiöse Kon-taktflächen unter Kompression gebracht werden können.

Die Indikation zur Fixateur-externe-Osteosynthese ist also nur zu stellen, sofern die oben beschriebenen Gefahren für eine in-terne Osteosynthesetechnik bestehen. Sie besteht bei offenen Frakturen 3. Grades und bei offenen Frakturen 2. Grades, die jenseits der 6-Stundengrenze zur Aufnahme kommen. Offene Frakturen sind grundsätzlich als kontaminiert anzusehen. Er-folgt die Wundrevision nicht in den ersten Stunden nach der Verletzung, so haben die pathogenen Erreger die „Lag-Phase" bereits durchlaufen und befinden sich im Wachstumsstadium mit logarithmischer Vermehrung. Unter diesen Bedingungen ist eine Osteosynthese mit Fremdkörperimplantation in den unmit-telbaren Verletzungsbereich erhöht infektionsgefährdet.

Die Indikation zur externen Fixationstechnik ist auch bei infi-zierten Frakturen und Pseudarthrosen zu stellen und in Fällen mit einer Infektionsvorgeschichte und ausgedehnter Weichteil-vorschädigung zu diskutieren. Die Indikation kann auch gegeben sein beim polytraumatisierten Patienten mit Mehrfachfrakturen.

Indikation zur Fixateur-externe-Osteosynthese

Diaphysärer und metaphysärer Bereich
1. Offene Fraktur 3. Grades
2. Offene Fraktur 2. Grades jenseits der 6–8-Stundengrenze

3. Geschlossene Fraktur mit ausgedehntem Weichteilschaden, Kontusion, Narbenbildung
4. Stückfraktur beim Polytrauma
5. Infizierte Fraktur und Pseudarthrose
6. Korrekturosteotomie

Artikulärer Bereich (Arthrodese)

1. Posttraumatische Arthrose
2. Degenerative Arthrose
3. Gelenkinfektion

Die chirurgischen und klinischen Merkmale der Fixateur-externe-Osteosynthese können folgendermaßen zusammengefaßt werden:

Chirurgische Merkmale der Fixateur-externe-Osteosynthese
- Stabilisierung unter Aussparung eines gefährdeten Bereichs
- Stabilisierung trotz Knochendefekt
- Möglichkeit der primären oder sekundären Knochentransplantation
- Möglichkeit zum Übergang auf andere Osteosynthesetechnik

Klinische Merkmale der Fixateur-externe-Osteosynthese
- Erleichterung der Wundbehandlung
- Erleichterung der Lagerung
- Übungsstabilität meist erreichbar
- Verkürzung des Krankenhausaufenthalts

5 Beschreibung der 4 Bauelemente des AO-Rohrsystems und der Operationsinstrumente (Abb. 7–13)

Die meisten Systeme zur Fixateur-externe-Osteosynthese sind sehr komplex. Im Gegensatz hierzu besteht das AO-Rohrsystem lediglich aus 4 Bauelementen (Abb. 7).

Das 1. Bauelement (Abb. 8) ist die in unterschiedlichen Längen zur Verfügung stehende Rohrstange (100–600 mm) mit einem Außendurchmesser von 11 mm. Die Rohrstange weist gegenüber der früher verwendeten Gewindestange eine rund 2,5fach höhere Biegefestigkeit auf und ist damit zur stabilen Distanzüberbrückung wesentlich besser geeignet. Außerdem ist das Anbringen und Entfernen der drehbaren Backen erheblich erleichtert.

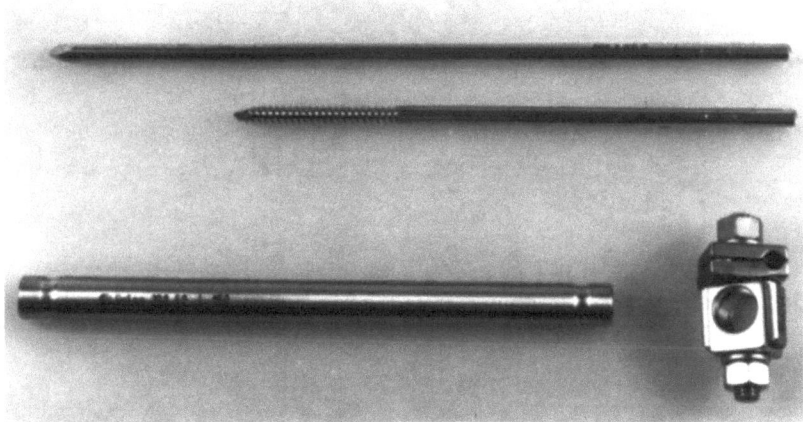

Abb. 7   Die 4 Bauelemente des Rohrsystems

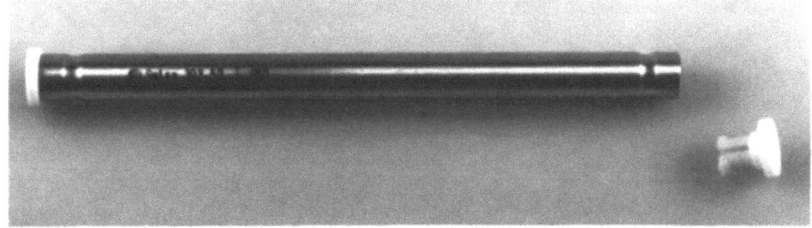

Abb. 8   Rohrstange, in unterschiedlichen Längen zur Verfügung stehend (100–600 mm), Schutzkappe

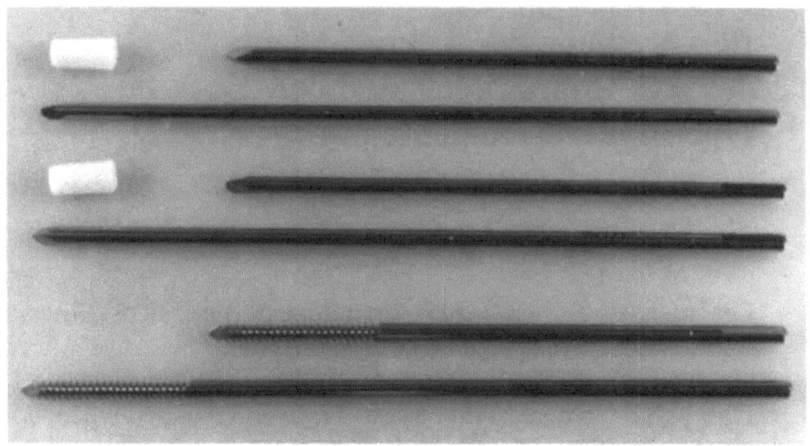

Abb. 9   Steinmann-Nägel, Schanz-Schrauben, Schutzkappen

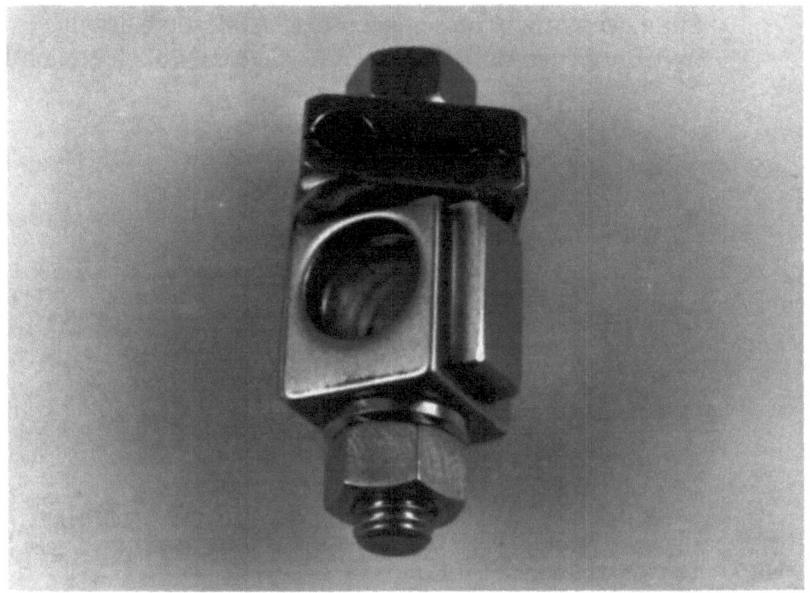

Abb. 10   Drehbare Backe

Abb.   Drehbare Backe: Verbindungsstück zwischen Steinmann-Nägeln, Rohr-
11 a–c   stangen und Schanz-Schrauben. Verwendbarkeit zur Stellungskorrektur in
den verschiedenen Richtungen

18

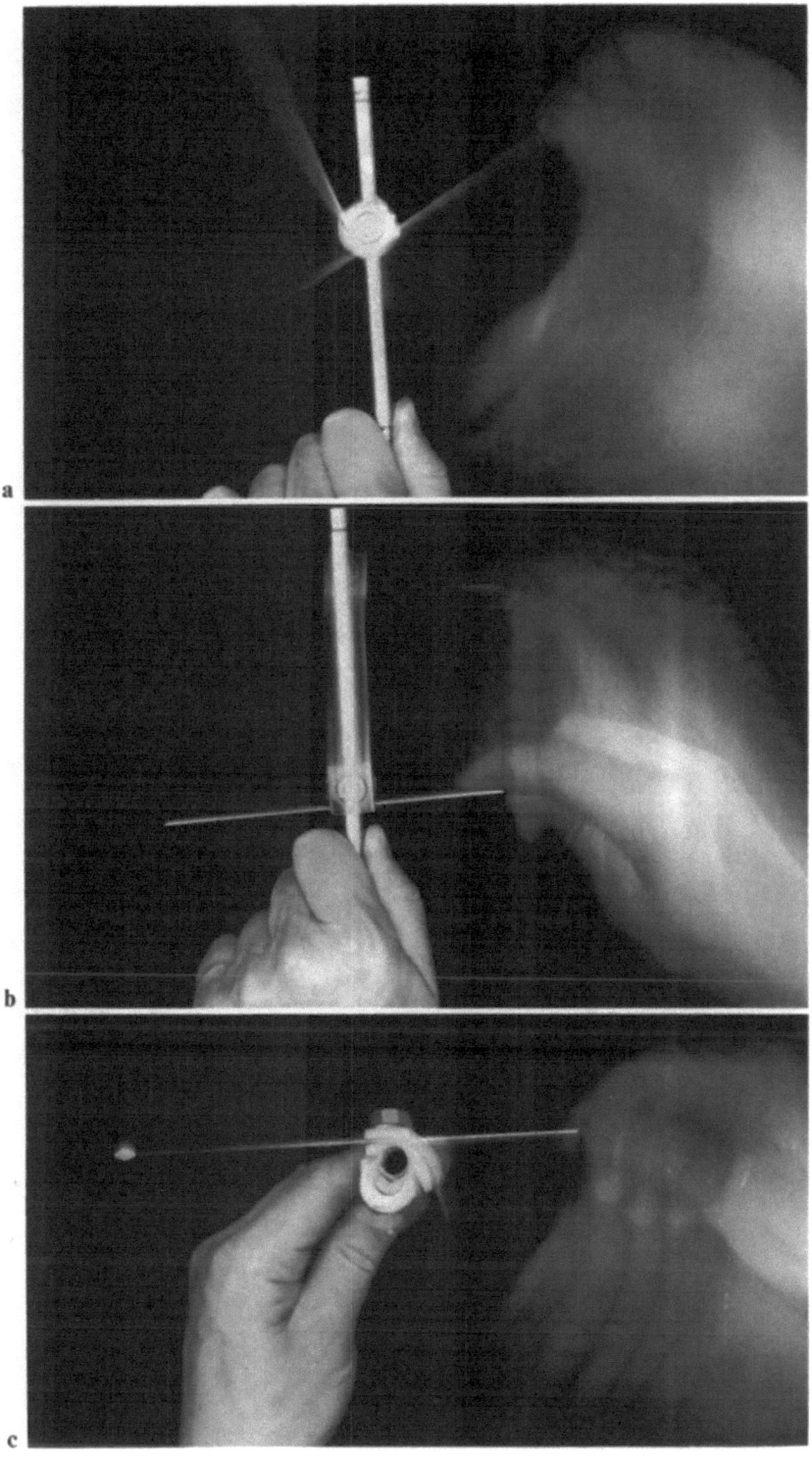

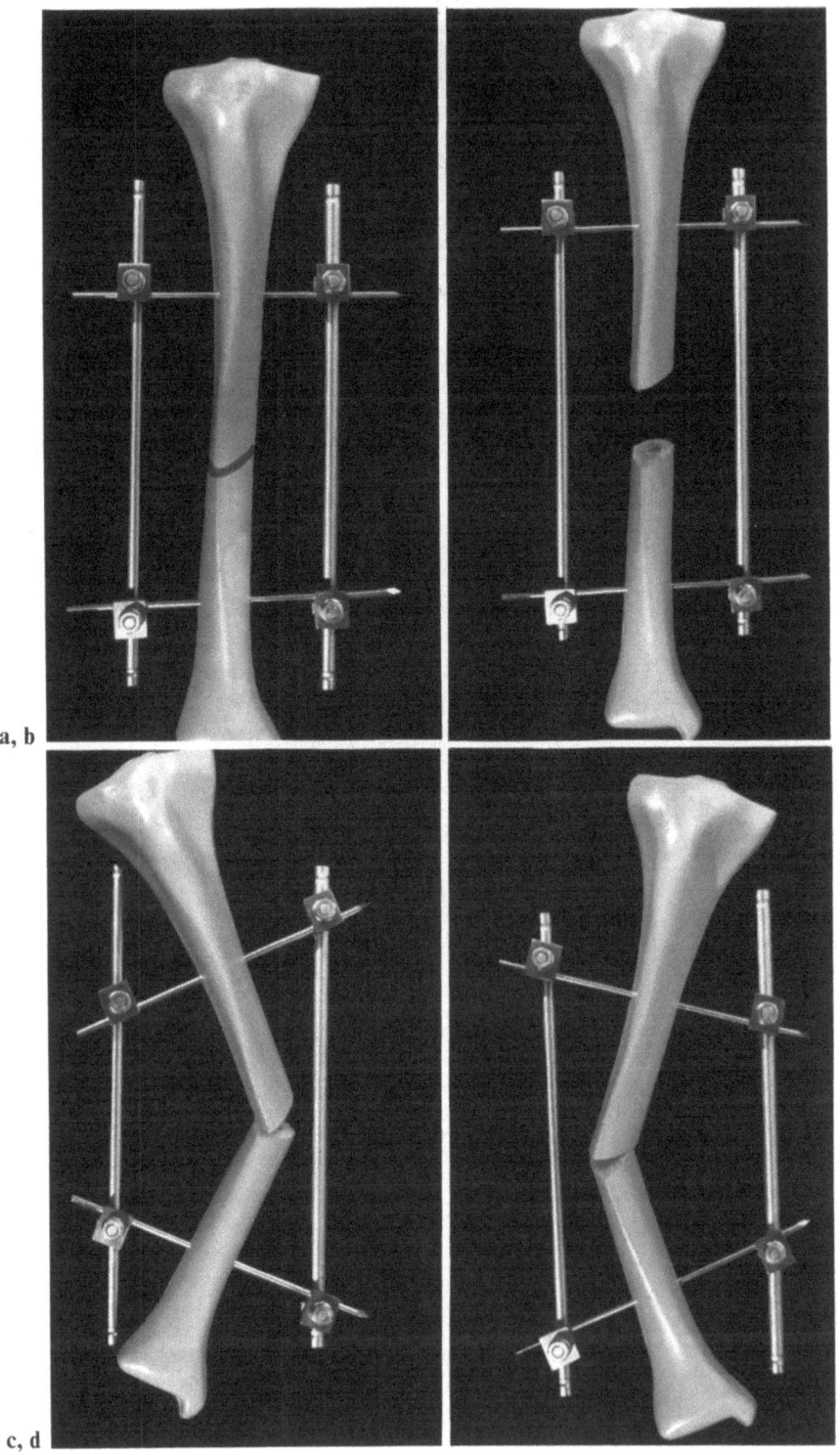

a, b

c, d

20

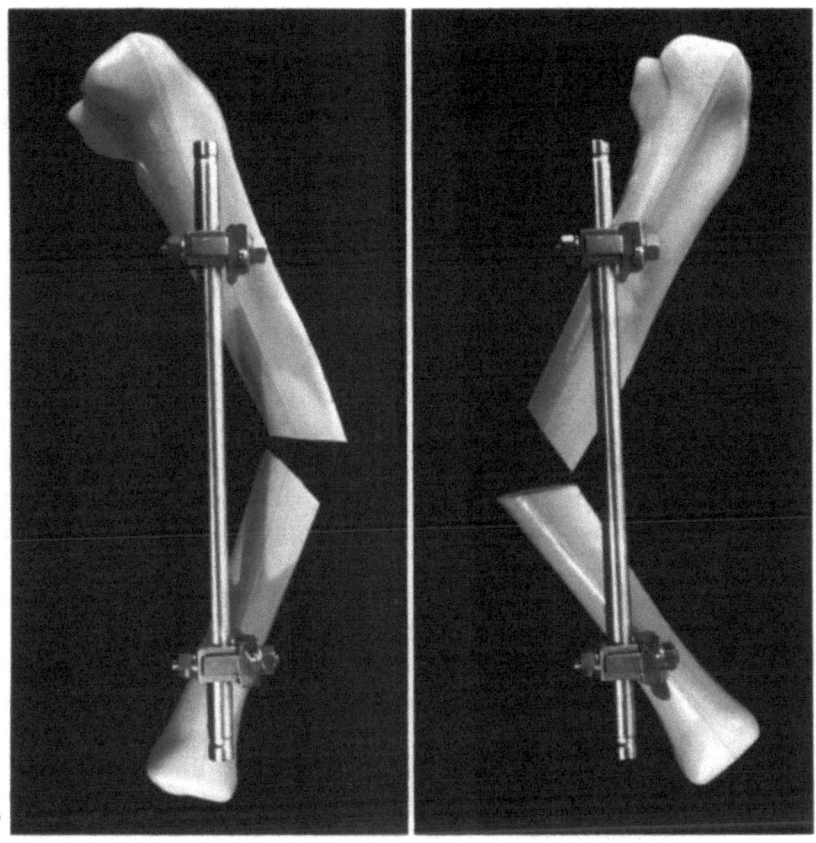

e, f

Abb. Möglichkeit der Achsenkorrektur mit der drehbaren Backe nach erfolgter
12 a–f Fixateur-externe-Montage am Knochenmodell. **a, b** Höhenkorrektur; **c,**
d Varus-Valgus-Korrektur; **e, f** Ante- oder Rekurvationskorrektur

Das 2. Bauelement (Abb. 9) besteht aus dem Steinmann-Nagel
mit einem Durchmesser von 5 mm und einer Länge von 150
bzw. 250 mm.

Das 3. Bauelement (Abb. 9) ist die Schanz-Schraube mit einem
Durchmesser von 5 mm und einer Länge von 100 bis 200 mm.

Mit dem 4. Bauelement (Abb. 10), der drehbaren Backe, können
die oben beschriebenen Bauelemente miteinander fest verbunden
werden. Die Verschieblichkeit der Backe auf dem Rohr und ihre
Drehbarkeit (Abb. 11 a–c) ermöglichen Achsenkorrekturen in al-
len Richtungen zur ergänzenden Reposition oder zur Beseitigung
einer intraoperativ nicht erkannten Fehlstellung. Diese Korrek-

turmöglichkeit in der Längsachse des Knochen, im Varus- und Valgussinne, bei einer Ante- oder Rekurvation, wie auch im Rotationssinne, sind am Modell in Abb. 12 und 13 wiedergegeben. Mit den 4 Bauelementen sind grundsätzlich alle wichtigen Montageformen zu realisieren. Weitere Elemente, die von einigen Autoren vorgeschlagen und verwendet werden, stehen zur Verfügung.

Wir empfehlen aber die Beschränkung auf die 4 beschriebenen Grundelemente. Sie sind Beweis für die Einfachheit und Vielfältigkeit des Systems.

Eine Fußplatte (Abb. 14) mit entsprechenden Verbindungsstücken ist geeignet, in der postoperativen Phase eine Spitzfußstellung zu vermeiden. Außerdem sind Kunststoffhülsen zum Aufsetzen auf die Steinmann-Nagelspitzen vorhanden. Es handelt sich hier um Zusatzteile, die auf die Montage des Fixateur-externe keinen Einfluß haben. Sie stellen damit keine Bauelemente dar.

Für die Osteosynthese mit dem AO-Fixateur-externe werden folgende Hilfsinstrumente benötigt (Abb. 15a–h): Bohrer mit einem Durchmesser von 3,5 und 4,5 mm. Trokar mit einem Durchmesser von 3,5 mm. Als Trokar mit dem Durchmesser von 5,0 mm dient der entsprechende Steinmann-Nagel. Schutzhülsen für den Bohrvorgang mit einem Bohrer mit einem Durchmesser von 3,5–5,0 mm. Trokare und Schutzhülsen stehen in unterschiedlicher Länge zur Verfügung. Das Handfutter dient zum Eindrehen der Steinmann-Nägel und der Schanz-Schrauben. Zur Befestigung der Backen wird ein Steckschlüssel oder ein Gabelschlüssel verwendet. Mit dem auf die Rohre aufsetzbaren Spanngerät kann Kompression oder Distraktion erzielt werden. Das Zielgerät verhindert beim Bohren ein Abweichen von der gewünschten Richtung.

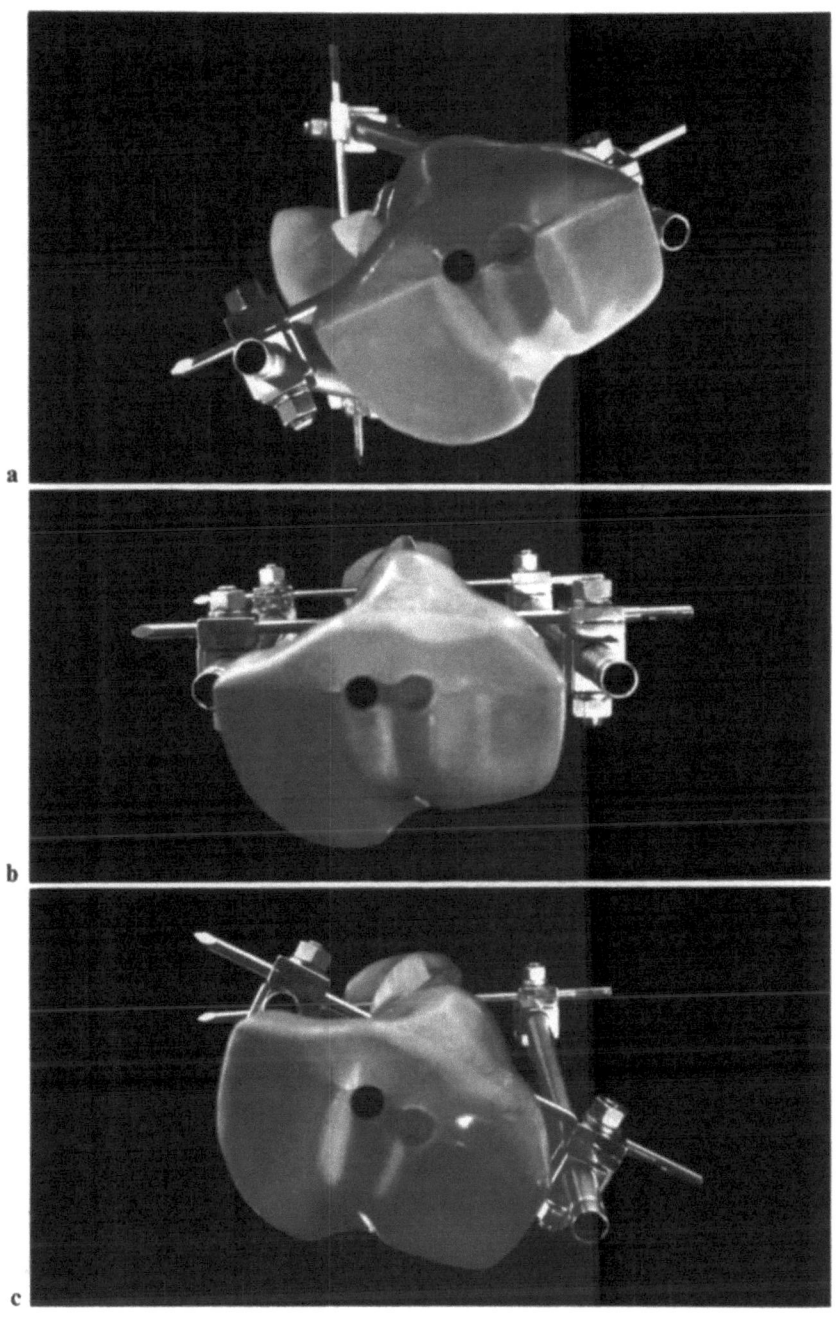

Abb. Rotationskorrektur mit der drehbaren Backe nach erfolgter Fixateur-ex-
13a–c terne-Montage am Knochenmodell

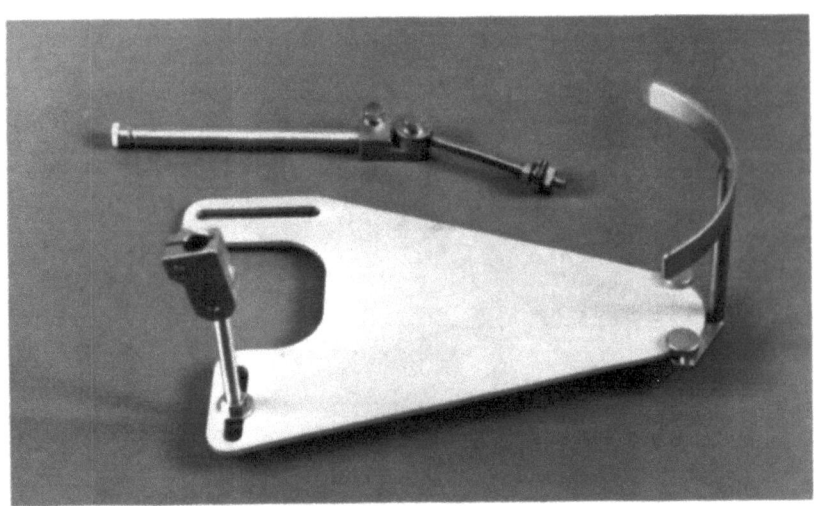

Abb. 14 Verstellbare Fußplatte

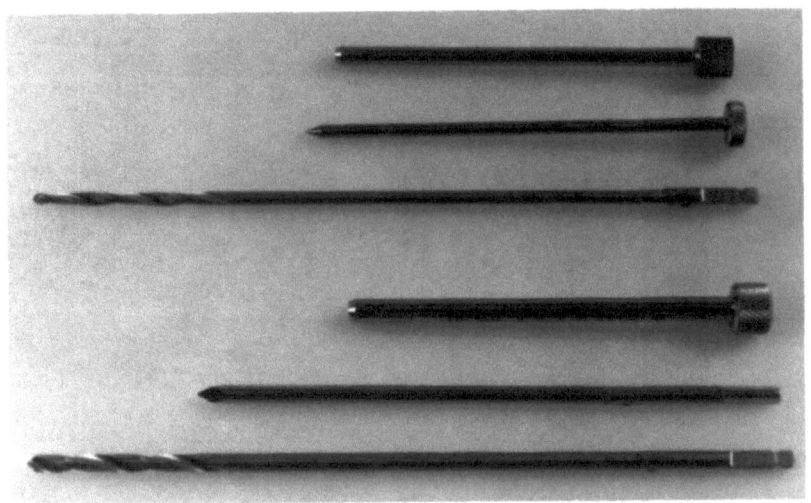

Abb. 15a–d Hilfsinstrumente für die Osteosynthese mit dem Fixateur-externe. **a** Von oben nach unten: 3,5-mm-Schutzhülse, 3,5-mm-Trokar, 3,5-mm-Bohrer, 5,0-mm-Schutzhülse, 5,0-mm-Steinmann-Nagel, als Trokar dienend, 4,5-mm-Bohrer; **b–d** Handfutter

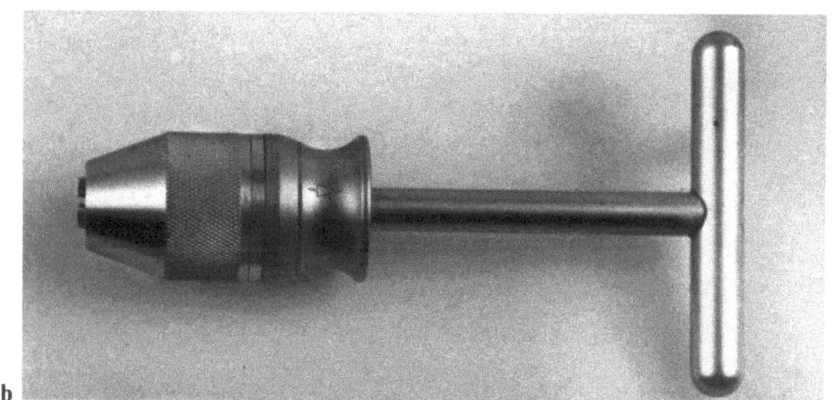

b

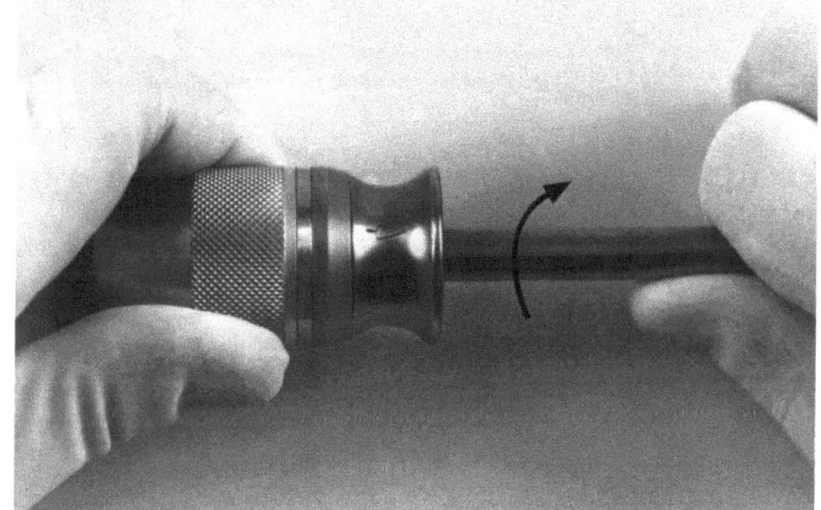

c

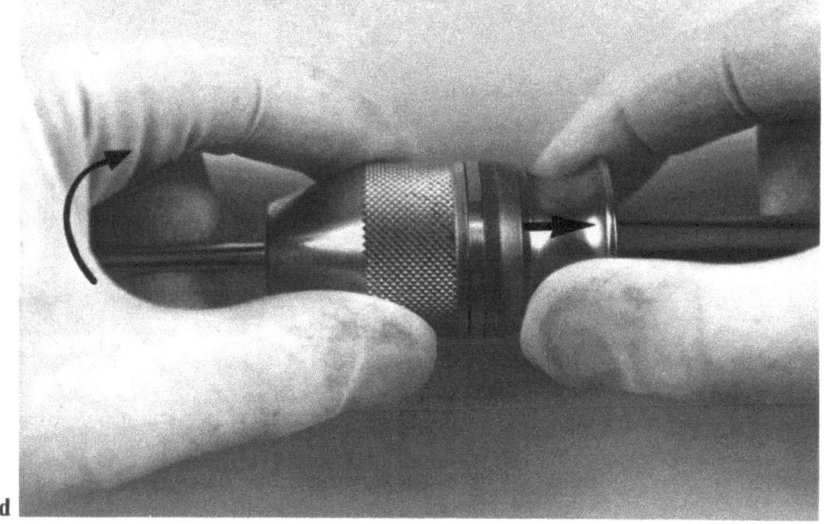

d

25

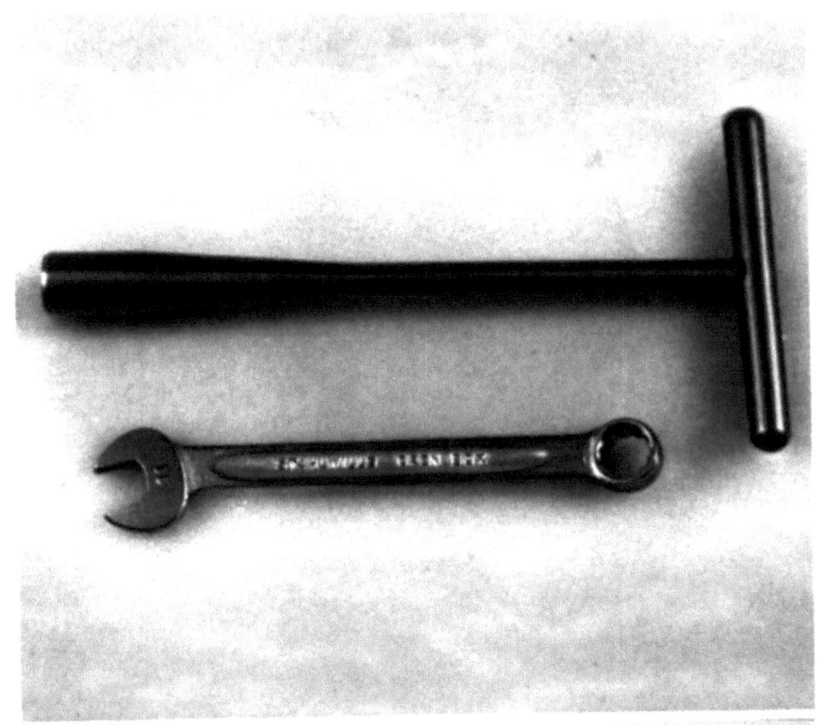

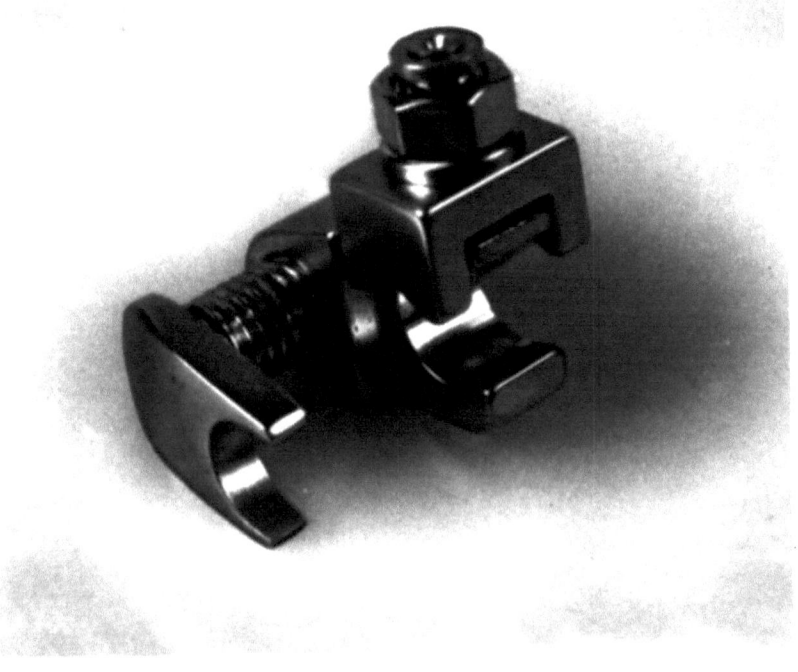

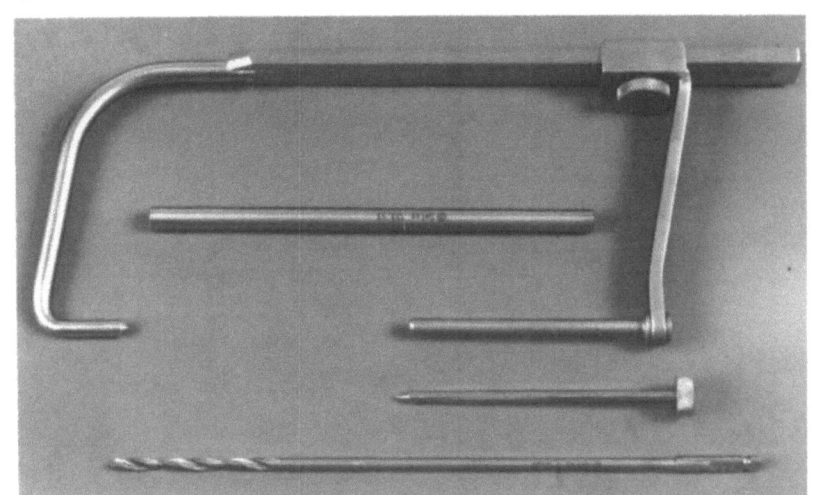

**Abb.
15 g**

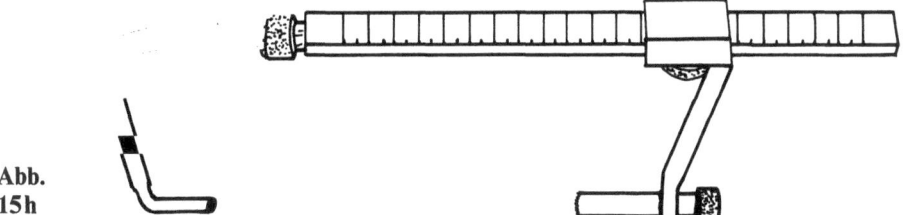

**Abb.
15 h**

Abb.   **e** Steckschlüssel (11 mm) und Gabelschlüssel (11 mm); **f** Spanngerät;
15 e–h   **g, h** Zielgerät

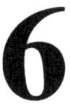

6 Montagegrundformen und deren Anwendbarkeit

Aus den zahlreichen Montagen, die mit den oben beschriebenen Bauelementen durchgeführt worden sind, können 3 Grundformen abgeleitet werden. Sie sind in Abb. 16 dargestellt. Wie sich aus den experimentellen Untersuchungen gezeigt hat, weisen die Montagegrundformen ein unterschiedliches mechanisches Verhalten auf. Berücksichtigt man die topographisch-anatomischen Gegebenheiten eines Verletzungsbereichs, so zeigt sich, daß alle 3 Montagegrundformen ihre Indikation haben. Die folgende Beschreibung stellt lediglich eine systematische Einteilung mit Hinweisen zur Anwendbarkeit dar. Aus den nachfolgenden Abschnitten wird deutlich werden, daß der Operateur bei der Indikation zur Anwendung der verschiedenen Montagen außer den mechanischen Überlegungen auch klinische Gesichtspunkte zu berücksichtigen hat. Aus der Klassifizierung soll nicht ein starres Anwendungsschema, sondern vielmehr eine Richtlinie abgeleitet werden.

Klammerfixateur Typ I (Abb. 17–20)

Diese Montageform eignet sich zur überbrückenden Stabilisierung in Bereichen, in denen aus topographisch-anatomischen und funktionellen Gründen die Rahmenkonstruktion und die räumliche Anordnung nicht möglich sind. An der oberen Extremität kommt also bei gegebener klinischer Indikation zur externen Operationstechnik in den meisten Fällen der Klammerfixateur zur Anwendung, wie z.B. am Humerusschaft, an der Elle und Speiche und auch in Einzelfällen zur vorübergehenden Stabilisierung von Trümmerfrakturen des distalen Radius. Die mit dem Klammerfixateur an der oberen Extremität zu erreichende Stabilität ist ausreichend, der Vorteil der Montageform trägt dem Gefäßnervenverlauf Rechnung und vermeidet weitgehend die Immobilisierung angrenzender Gelenke. Auch am Oberschenkel ist bei gegebener klinischer Indikation zur Fixateur-externe-Osteosynthese in den meisten Fällen der klammerförmige Typ I anwendbar. Die Stabilität kann durch zusätzliche Schanz-Schrauben, von denen jeweils eine im Hauptfragment möglichst frakturnahe eingebracht werden sollte, und durch eine extremitätennahe Montage des Rohres erhöht werden. Die Indikation zur Osteosynthese mit dem Klammerfixateur am Femur beschränkt sich hauptsächlich auf Fälle mit chronischer Knocheninfektion, bei denen eine Platten- und Nagelosteosynthese zu risikoreich erscheint, auf die Verlängerungsosteotomie beim Jugendlichen und offenen Frakturen mit Trümmerzone und ausgedehnter Weichteilschädigung [4].

Zunehmend wird auch am Unterschenkel die Indikation für den Klammerfixateur externe gestellt [2], der dann ventral und möglichst knochennahe anzubringen ist (Abb. 19a, b). Der Vorteil der Montage liegt darin, daß die Metallteile die Muskelschichten nicht durchkreuzen. Die Indikation erscheint z.B. gerechtfertigt bei Frakturen mit knöcherner Abstützung und bei Frakturen, bei denen nach Abheilung der Weichteile im weiteren Verlauf eine interne Fixationstechnik Anwendung finden soll und damit bei der Erstversorgung der operative Zugang für die nachfolgende Operation bereits Berücksichtigung findet.

Die Variation des Klammerfixateurs in V-Form ergibt vermehrte Stabilität. Die Rohre sollten hierbei miteinander verbunden werden (Abb. 20).

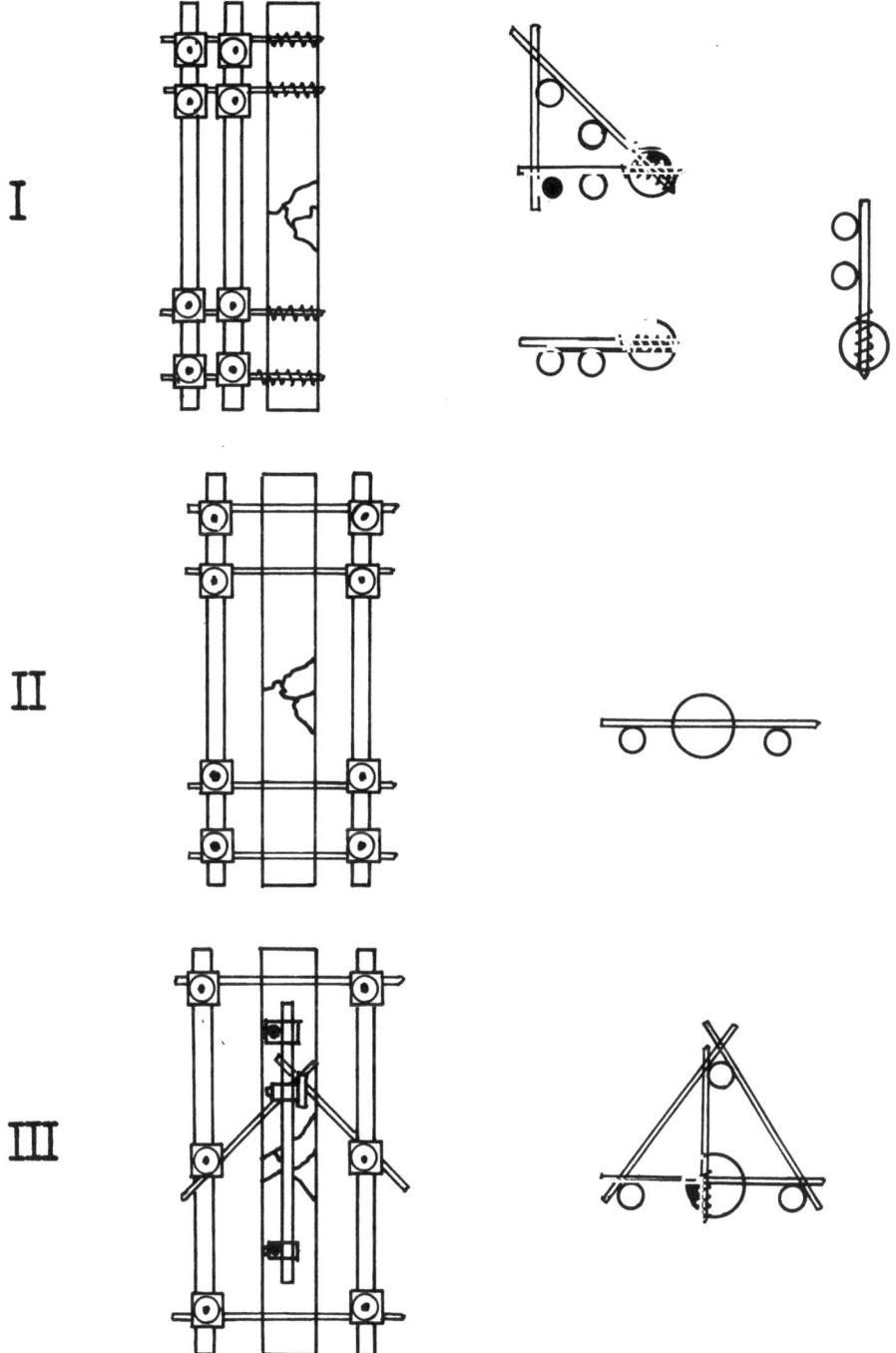

Abb. 16 Die 3 Montagegrundformen des AO-Rohrfixateurs. Typ I: Unilateraler Klammerfixateur (mit Variation in V-Form). Typ II: Rahmenfixateur. Typ III: Räumlicher Fixateur

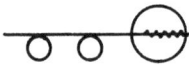

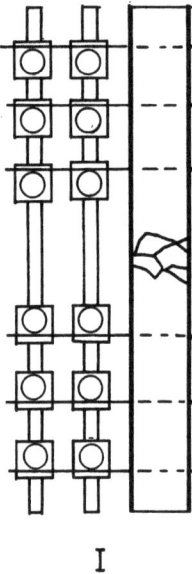

I

Abb. 17 Klammerfixateur (Typ I) in der schematischen Darstellung

Abb. Klammerfixateur (Typ I) am Beispiel des Radius (**a, b**) und am Beispiel
18 a–d des Femur (**c, d**)

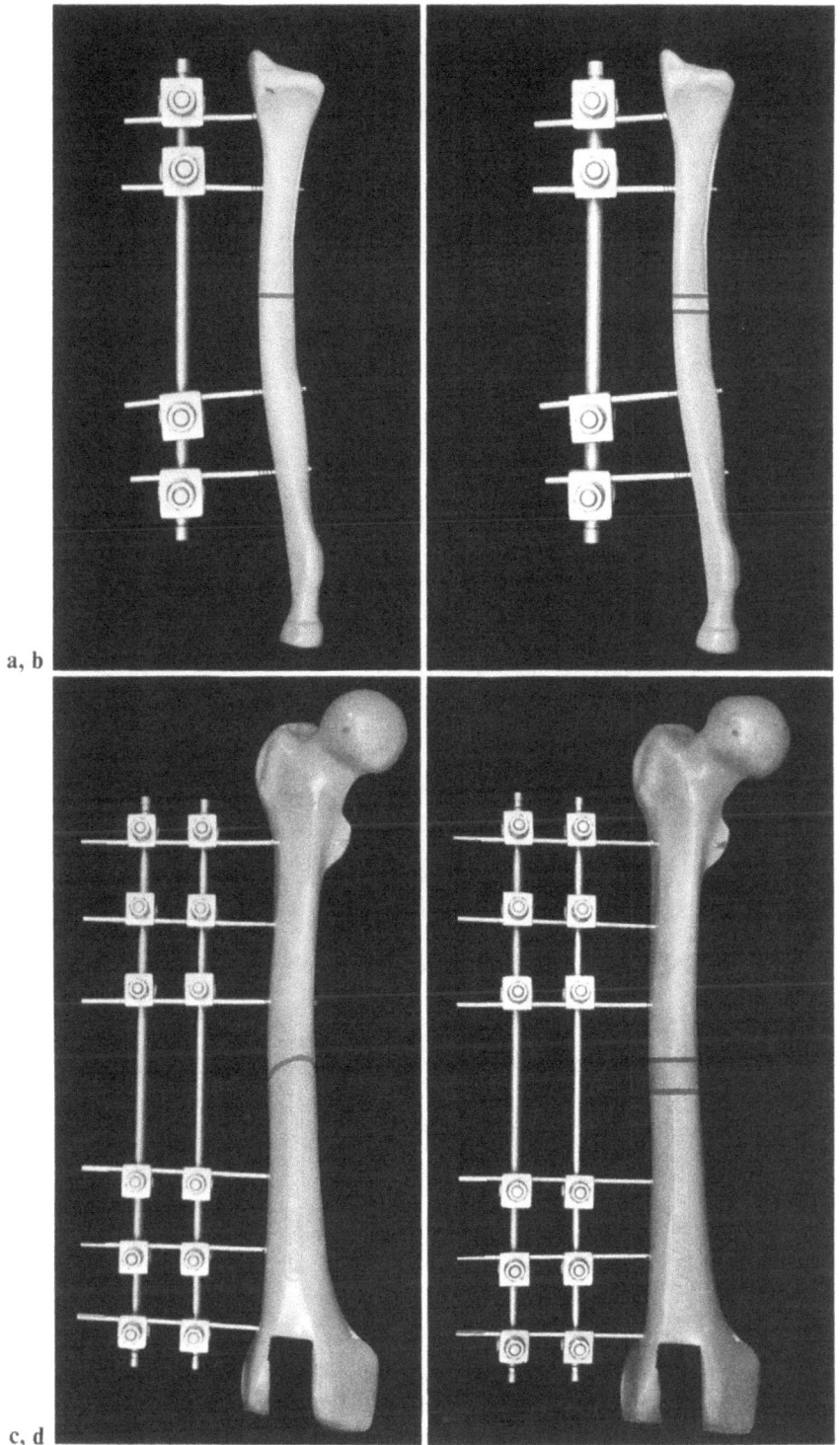

a, b

c, d

33

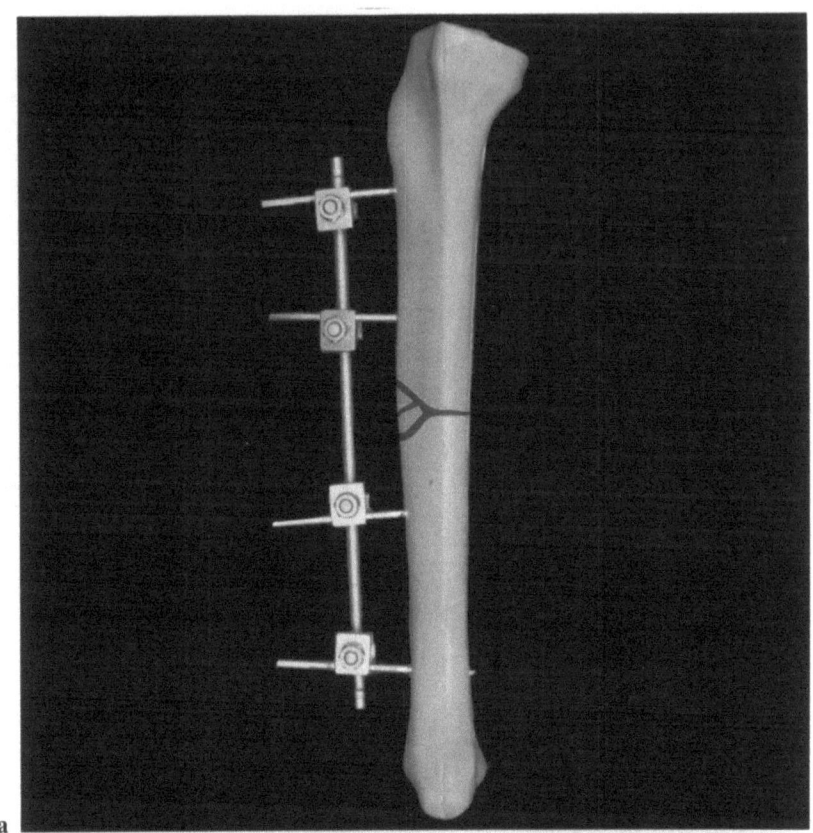

a

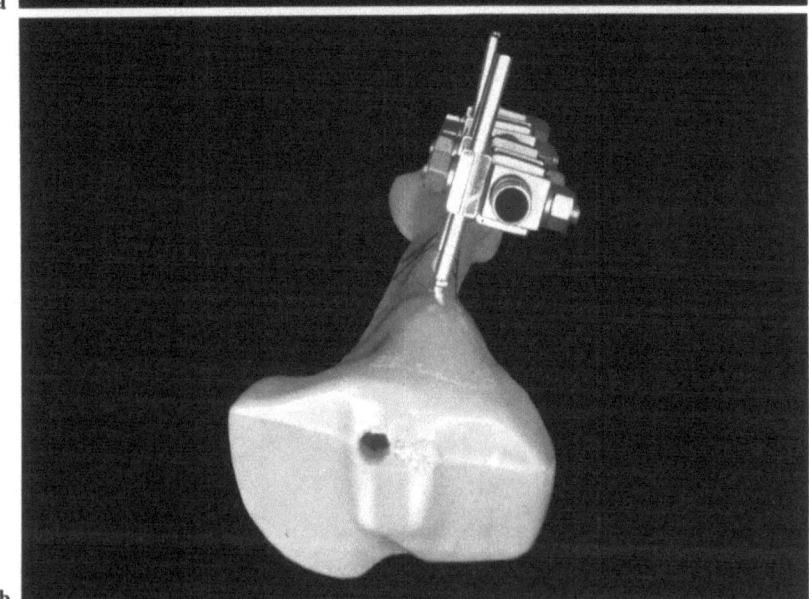

Abb. b
19 a, b Klammerfixateur (Typ I) in ventrodorsaler Richtung am Beispiel der Tibia

34

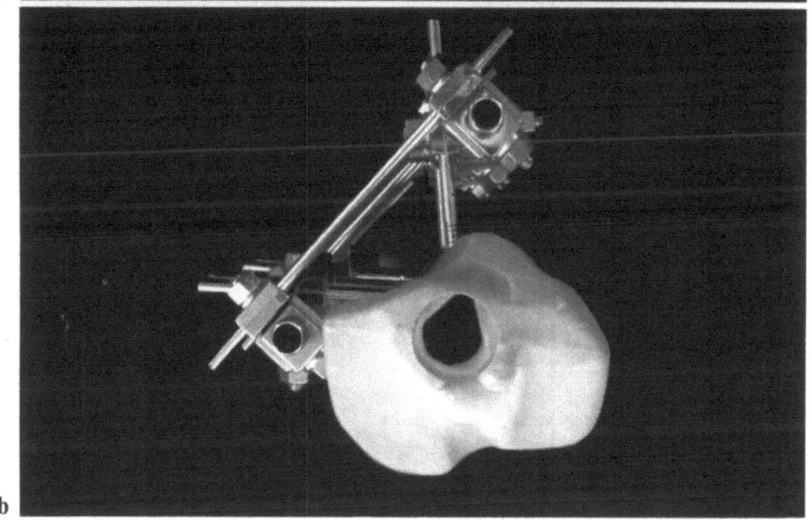

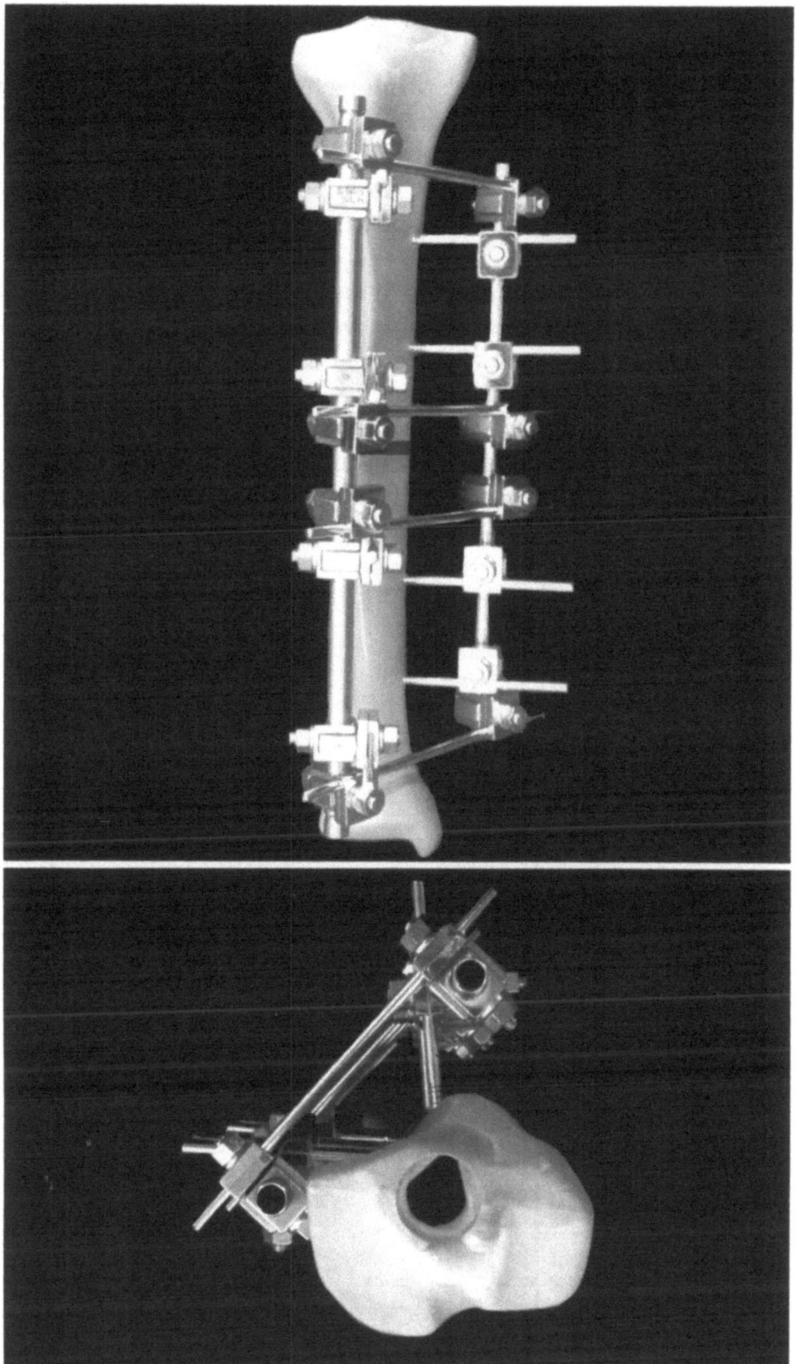

a

b

Abb. 20a, b Unilateraler Klammerfixateur mit Variation in V-Form (am Beispiel der Tibia)

Rahmenfixateur, Typ II (Abb. 21–23)

Diese sehr verbreitete Montageform hat hauptsächlich ihre Indikation am Unterschenkel. Mit dem oben beschriebenen Prinzip der Vorspannung kann die Stabilität der Rahmenkonstruktion deutlich erhöht werden. Zwei technische Variationen tragen den beiden folgenden klinischen Bedingungen Rechnung.

Erste Bedingung. In dem zu stabilisierenden Bereich besteht ein *breiter knöcherner Kontakt* wie bei einer Querfraktur oder bei einer Osteotomie. In diesen Fällen ist das Prinzip der axialen Kompression anwendbar, d.h. die im proximalen und distalen Fragment eingebrachten Steinmann-Nägel werden in Richtung auf die Fraktur oder Osteotomie gespannt (Abb. 22a). Der Rahmenfixateur unter Anwendung axialer Kompression eignet sich

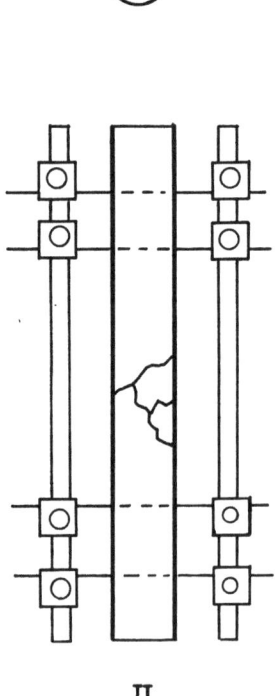

II

Abb. 21 Rahmenfixateur (Typ II) in der schematischen Darstellung

damit auch für die Arthrodese des Kniegelenks und des oberen Sprunggelenks.

Bei gegebener Indikation zur Fixateur-externe-Osteosynthese für eine schrägverlaufende Fraktur mit ausreichender Kontaktfläche ist zunächst der Vorteil einer interfragmentären Kompression mit einer Zugschraube zu nutzen (Abb. 23). Der Frakturwinkel zur Schaftachse entscheidet dann darüber, wie weit mit dem Rahmenfixateur zusätzlich noch axiale Kompression angewendet oder nur eine neutralisierende Funktion erreicht werden kann.

Zweite Bedingung. Der zu stabilisierende Bereich ist durch einen *knöchernen Defekt* gekennzeichnet, wie bei einer Stückfraktur, bei einer Trümmerzone oder in Verbindung mit einer chronischen Knocheninfektion. Unter diesen Bedingungen entfällt die Möglichkeit zur Anwendung axialer Kompression, sofern nicht absichtlich eine Verkürzung herbeigeführt werden soll. Beim Vorliegen eines knöchernen Defekts hat der Fixateur externe also die Aufgabe, Distanz zu halten und eine neutralisierende Funktion auszuüben. Unter Hinweis auf die experimentellen Untersuchungsergebnisse kann beim knöchernen Defekt die Höhen- und Seitverschieblichkeit der Bruchenden dadurch verringert werden, daß man die Steinmann-Nägel im jeweiligen Hauptfragment gegeneinander verspannt (Abb. 22b). Dieses Vorspannen erhöht die Stabilität der Montage, verhindert die Lockerung der Steinmann-Nägel und damit das Verrutschen der Hauptfragmente auf den Nägeln. Das Vorspannen ist auch eine geeignete Maßnahme, um Weichteilreizerscheinungen an den Metallaustrittsstellen zu vermeiden.

Die beiden Variationen der Vorspannung machen ein zentrales Gewinde am Steinmann-Nagel überflüssig.

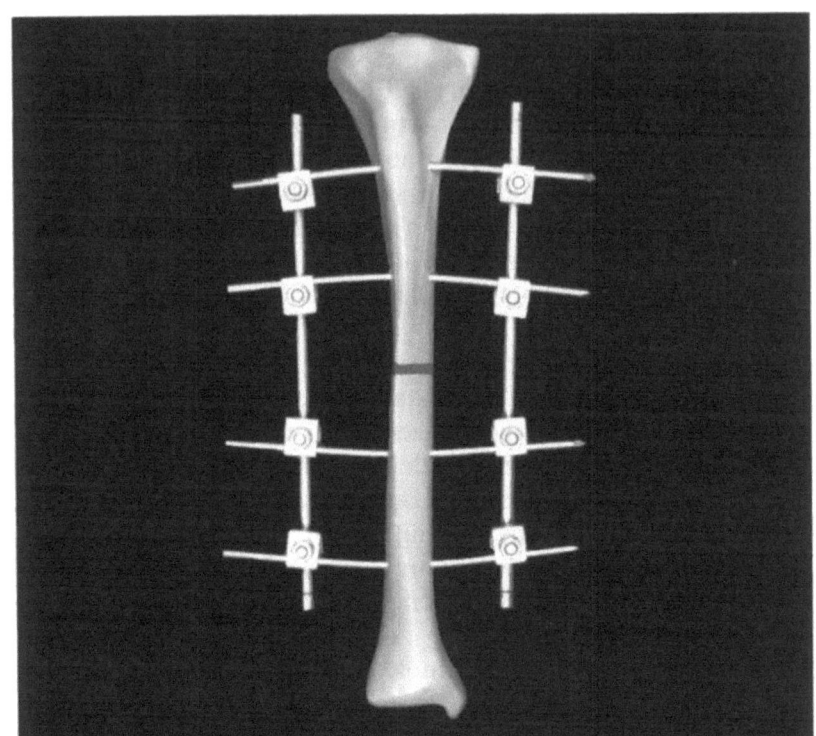

a

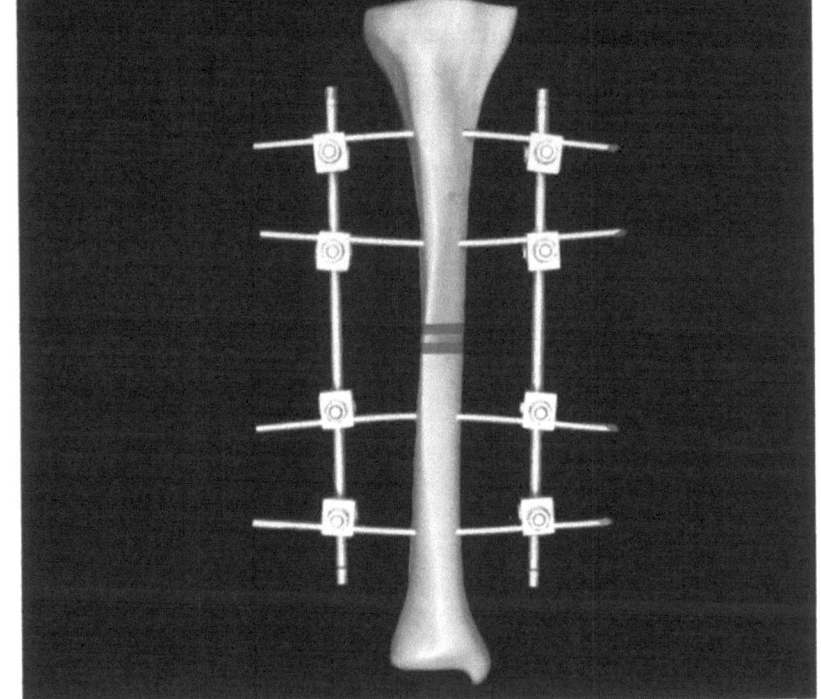

b

38

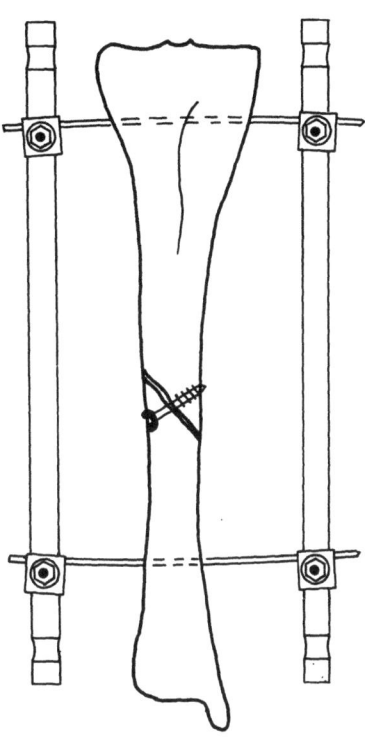

Abb. 23 Rahmenfixateur (Typ II) mit zusätzlicher Zugschraubenosteosynthese zur interfragmentären Kompression bei einer Schrägfraktur an der Tibia. Anwendungsbeispiel des Rahmens als Neutralisationsosteosynthese

Abb. Rahmenfixateur (Typ II) am Beispiel der Tibia. **a** *Inter*fragmentäre Kom-
22a, b pression bei knöcherner Abstützung, **b** Vorspannen der Steinmann-Nagelpaare in den jeweiligen Hauptfragmenten (*intra*fragmentäre Kompression)
bei knöcherner Defektbildung

Räumlicher Fixateur externe, Typ III (Abb. 24–27)

Hauptanwendungsbereich ist der Unterschenkel, in Einzelfällen der distale Oberschenkel und in seltenen Fällen der Ellenbogenbereich. Die mit dem Typ II und III zu erreichende Stabilität hinsichtlich der Höhen- und Seitverschieblichkeit der Fragmente ist in der Größenordnung gleich. Die räumliche Montage ist gegenüber Typ I und II jedoch besser geeignet, einwirkende Torsionsmomente zu neutralisieren. Unter Hinweis auf die Gesetzmäßigkeiten, die für den Ingenieurbau Gültigkeit haben, kann mit einer räumlichen Montage die gewünschte Stabilität unter Verringerung der im Knochen verankerten Metallteile erzielt werden. Unter Anwendung von Typ III können wir meist die Zahl der die Muskulatur durchkreuzenden Steinmann-Nägel re-

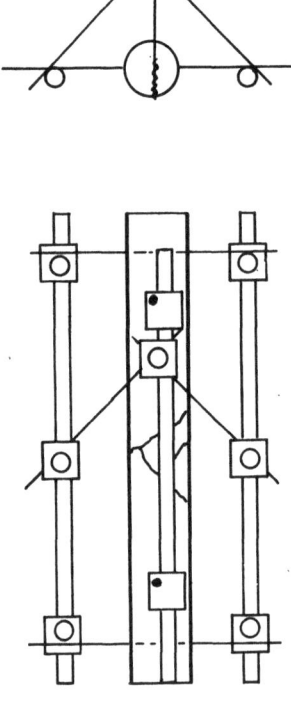

III

Abb. 24 Räumlicher Fixateur externe (Typ III) in der schematischen Darstellung

duzieren. Die in ventrodorsaler Richtung eingebrachten Schanz-Schrauben führen fast nie zu Weichteilreizerscheinungen.

Entsprechend der für den Rahmenfixateur aufgezeigten Richtlinien wird bei bestehender knöcherner Abstützung im Bruch- oder Osteotomiebereich auch mit dem räumlichen Fixateur externe das Prinzip der axialen Kompression genutzt (Abb. 25). Bei einer ausgeprägten knöchernen Defektbildung kann mit der Kombination von räumlicher Anordnung und im Hauptfragment gegenseitig verspannten Steinmann-Nagelpaaren das höchste Maß an Stabilität erreicht werden (Abb. 26). Diese Montage eignet sich besonders zur längerfristigen überbrückenden Stabilisierung bei chronischer Knocheninfektion mit Defekt.

Die räumliche Montage eignet sich auch für die Operation zur Arthrodese des Kniegelenks (Abb. 27) und des Ellenbogengelenks. Im Kniebereich wird insbesondere über die Klammer, die mit dem Rahmen durch schrägverlaufende Steinmann-Nägel verbunden ist, eine Neutralisation des in ventrodorsaler Richtung einwirkenden Biegemoments erzielt. Daraus ergibt sich ein Vorteil für die postoperative Mobilisierung der unteren Extremität.

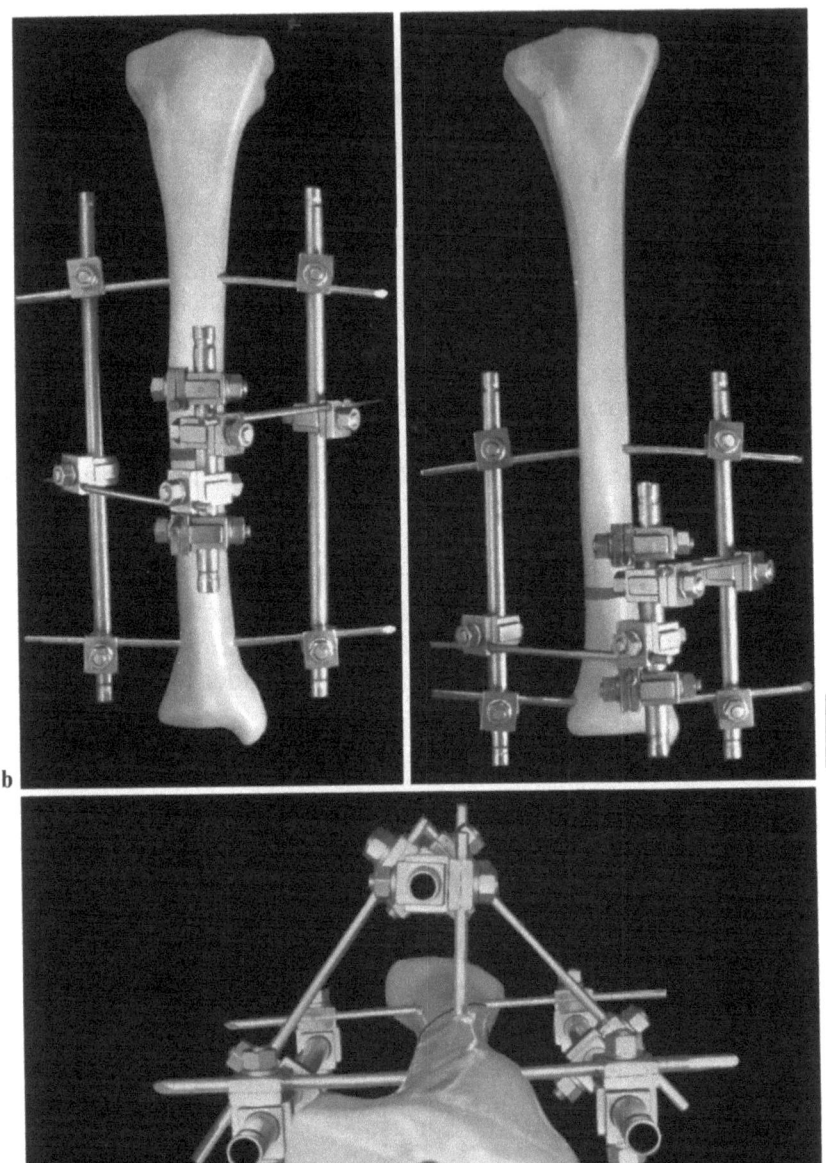

a, b

c

Abb. Räumlicher Fixateur externe (Typ III) am Beispiel der Tibia. Diaphysäre
25a–c **a** und metaphysäre **b** Fraktur mit knöcherner Abstützung, die eine axiale
Kompression erlaubt

42

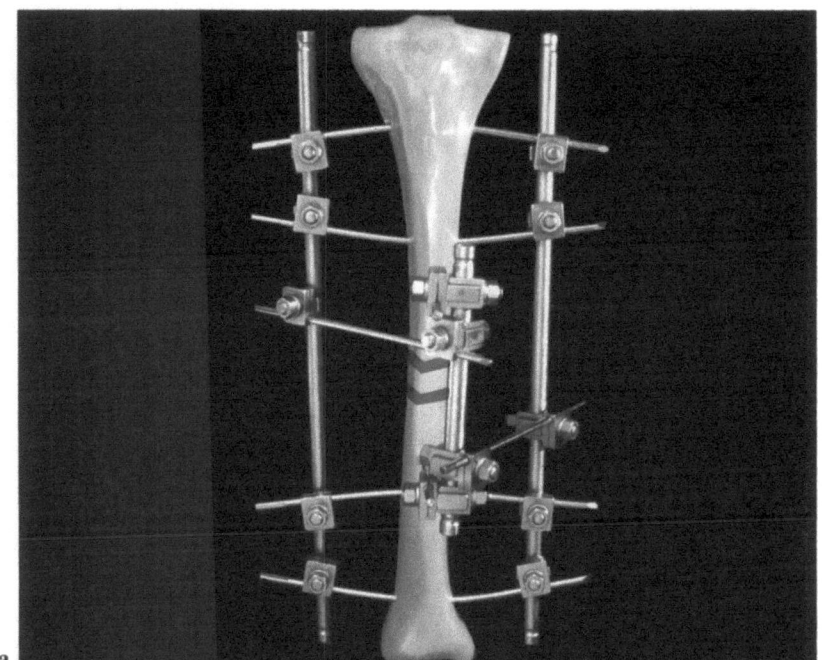

a

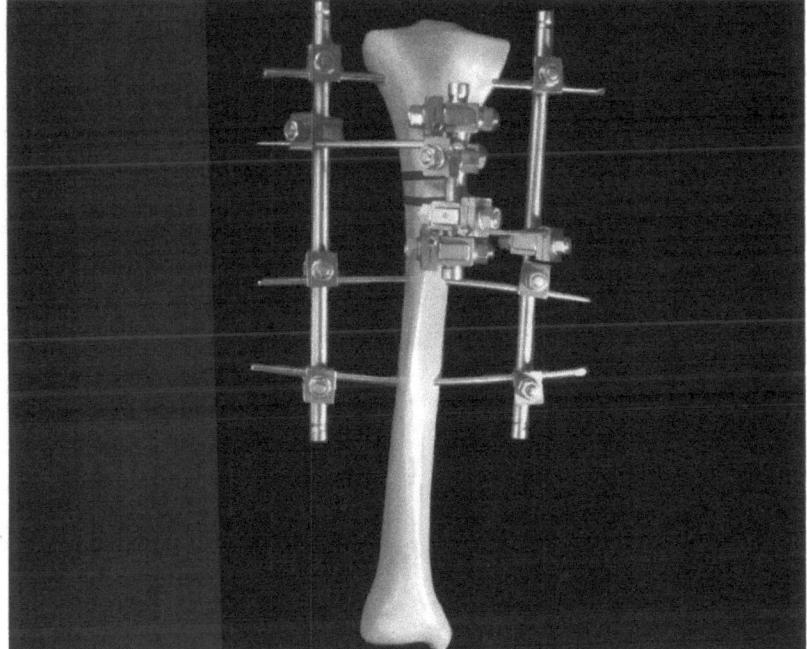

b

Abb.
26a, b
Räumlicher Fixateur externe (Typ III) am Beispiel der Tibia. Diaphysäre **a** und metaphysäre **b** Fraktur mit großer knöcherner Defektbildung. Gegenseitige Verspannung der Steinmann-Nagelpaare im jeweiligen Hauptfragment

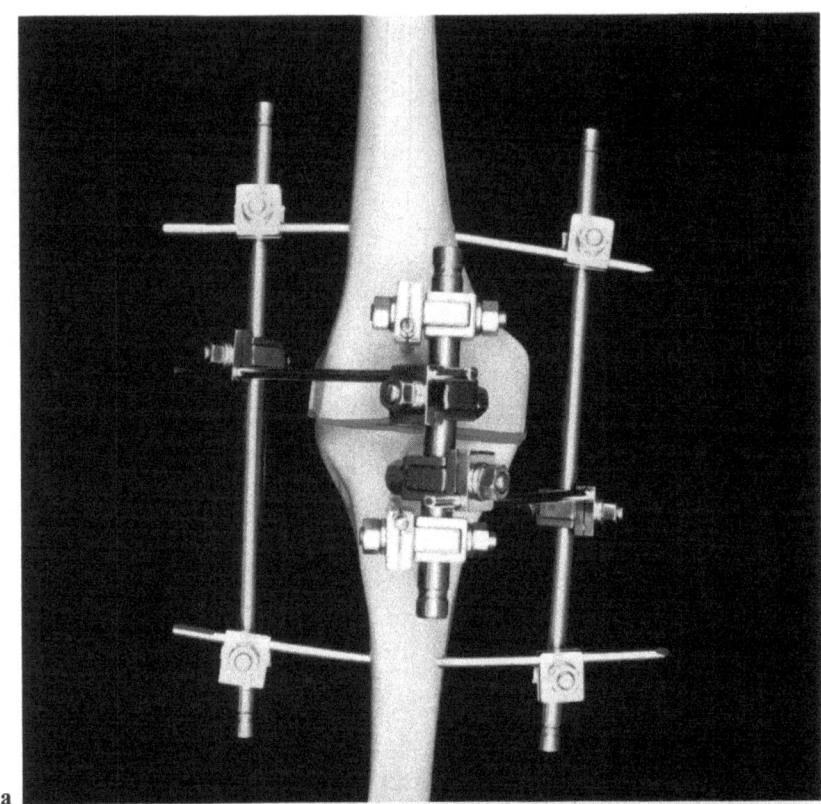

a

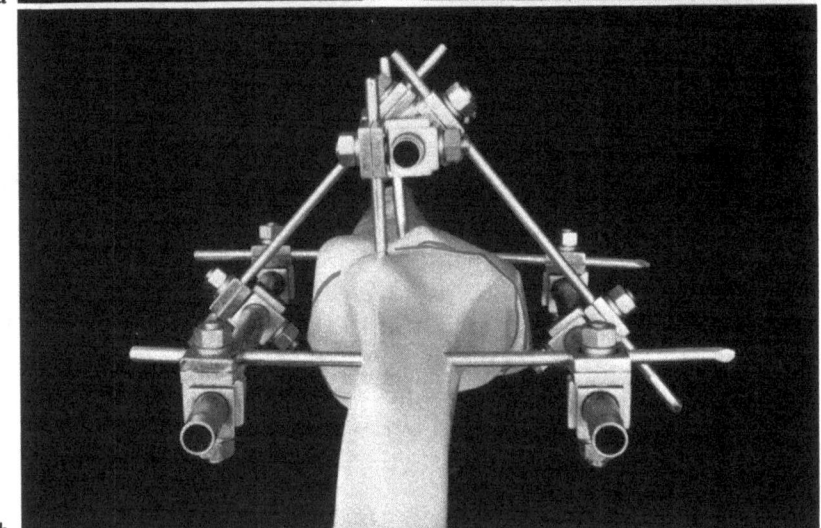

b

Abb. Räumlicher Fixateur externe (Typ III) zur Fixierung eines zur Arthrodese
27 a, b eingestellten Kniegelenks. **a, b** Axiale Kompression durch den Rahmen,
räumliche Montage zur Neutralisation des in ventrodorsaler Richtung einwirkenden Biegemoments und zur Erhöhung der Rotationstabilität

44

7 Technische Anwendung

Nachfolgend werden die einzelnen Schritte der technischen Anwendung des Fixateur externe mit den 4 Bauelementen des AO-Rohrsystems beschrieben.

Montage des Klammerfixateurs (Typ I) (Abb. 28 a–g) [2]
am Beispiel des Unterschenkels und der Variation in V-Form
(s. Abb. 20)

Nach Reposition der Fraktur wird in ventrodorsaler Richtung in jedem Hauptfragment eine Schanz-Schraube mit der folgenden Technik eingebracht: Einführen des Trokars mit der Hülse durch eine Stichinzision der Haut bis zum Kontakt mit der Kortikalis und Entfernung des Trokars. Nun wird durch die Tibia in ventrodorsaler Richtung unter Belassung der als Weichteilschutz dienenden Hülse ein Bohrloch am proximalen Hauptfragment parallel zur sagittalen Kniegelenksachse und am distalen Hauptfragment parallel zur sagittalen Sprunggelenksachse mit dem 3,5-mm-Bohrer gesetzt. Zum Eindrehen der Schrauben ist das Handfutter zu verwenden, ein maschinelles Eindrehen führt zur Hitzeentwicklung mit der Gefahr der Nekrosebildung. Die Technik hat weichteilschonend zu erfolgen, die Schrauben sind möglichst außerhalb des Verletzungsbereichs anzubringen (Abb. 28 a, b). Am Tibiakopf sollte der Bohrvorgang und das Eindrehen der Schraube am gebeugten Kniegelenk vorgenommen werden, um der Verletzungsgefahr der Poplitealgefäße Rechnung zu tragen.
Bei knöchernem Kontakt im Bruchbereich erzielt man mit dem ventralen Klammerfixateur einen gewissen Zuggurtungseffekt. Außerdem erlaubt die ventrale Montage ein knochennahes Anbringen des Rohres, wodurch die freie Knickstrecke der Schanz-Schrauben klein gehalten und damit hohe Stabilität erreicht wird. Auf ein Rohr der zur Überbrückung erforderlichen Länge schiebt man die entsprechende Zahl an drehbaren Backen auf und befestigt die proximale und distale Backe an den Schanz-

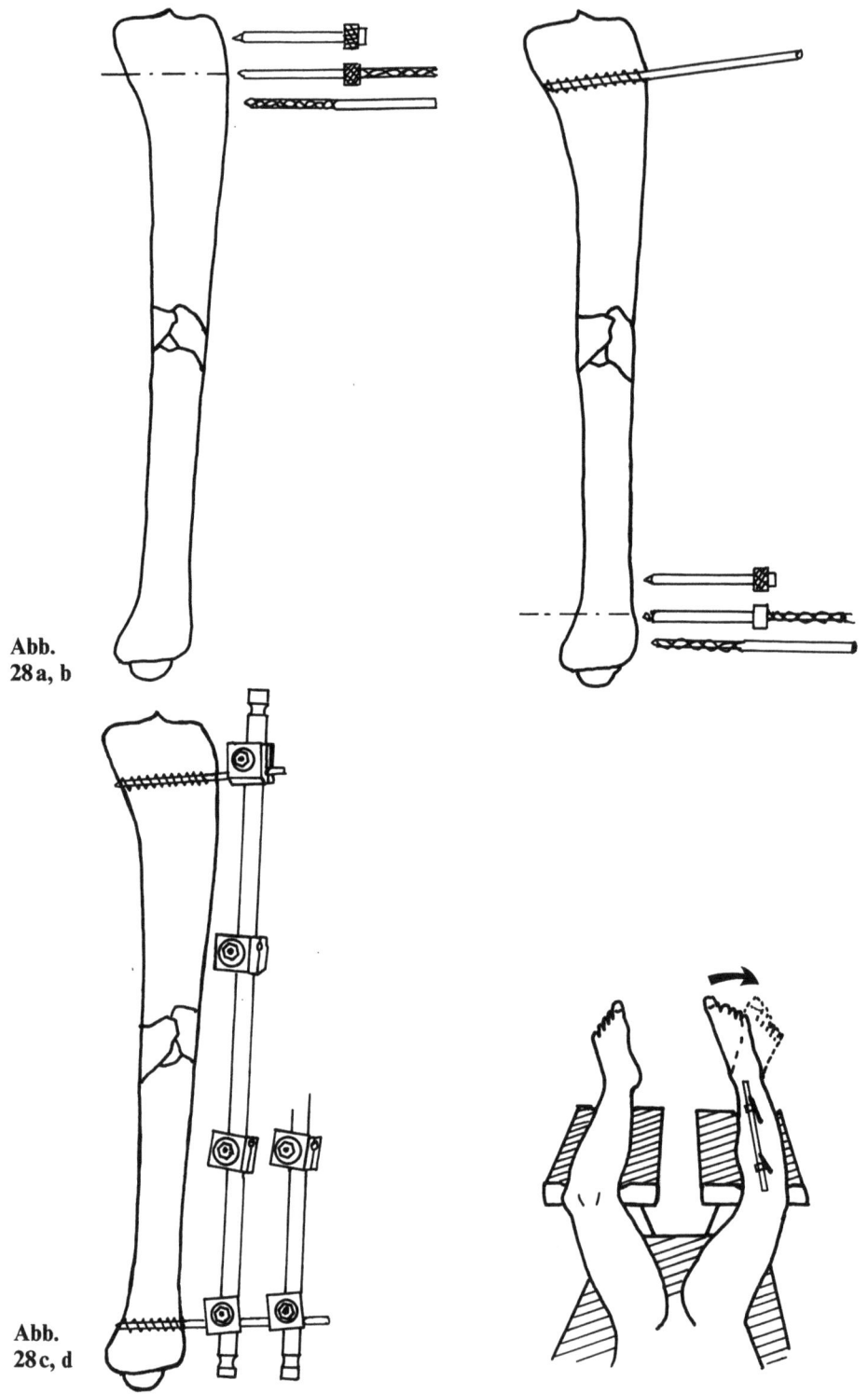

Abb. 28 a, b

Abb. 28 c, d

46

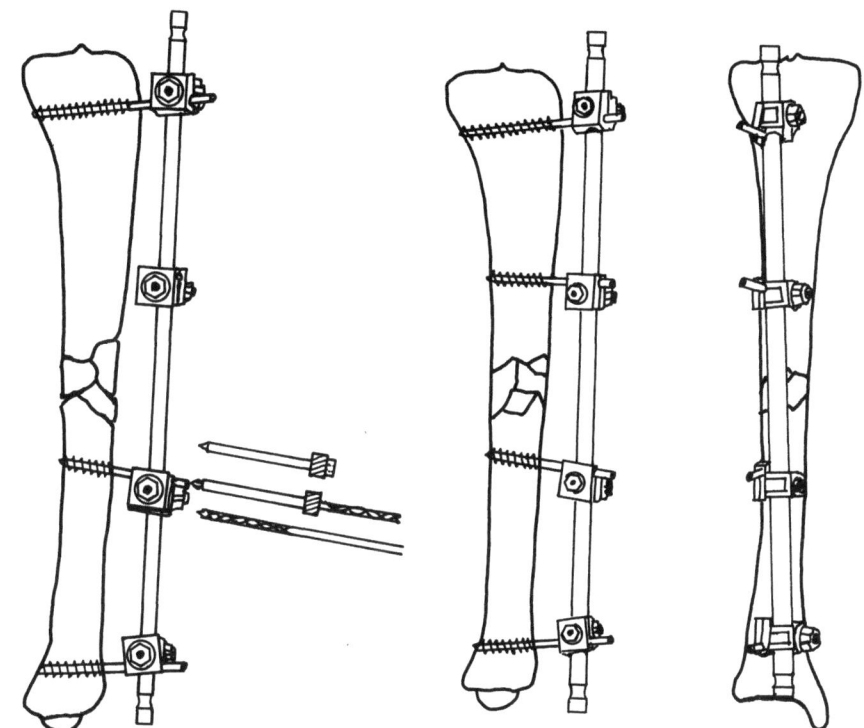

**Abb.
28e, f**

Schrauben (Abb. 28c). Nun wird die Reposition und dabei insbesondere die Rotationsstellung überprüft und gegebenenfalls
korrigiert (Abb. 28d). Bei geeigneter Bruchform sollte der Vorteil einer interfragmentären Kompression durch eine Schraube
genutzt werden, die nach dem Zugprinzip einzubringen ist. Erst
nach der Kontrolle der Repositionsstellung wird die 3. und
4. Schanz-Schraube eingebracht (Abb. 28e, f). Die zuvor auf das
Rohr aufgeschobenen drehbaren Backen dienen der Schutzhülse
mit dem Trokar als Führungsinstrument. Zur Befestigung der
Hülse in dem Backenloch sollte die entsprechende Schraube
nicht zu stark angezogen werden, um die Hülse nicht zu defor-
mieren (Abb. 28g).
Es kann parallel zu dem ersten Rohr mit der entsprechenden
Zahl an drehbaren Backen ein zweites Rohr angebracht werden
(Abb. 28c, g), eine entscheidende Stabilitätserhöhung wird dadurch allerdings nicht erzielt [4]. Entsteht im Bruchbereich breiter knöcherner Kontakt, so kann axiale Kompression ausgeübt
werden. Bei einer Trümmerzone ist das nicht möglich, es sind
dann aber im jeweiligen Hauptfragment die Schanz-Schrauben
etwas vorzuspannen, um der Lockerungsgefahr entgegenzuwirken.

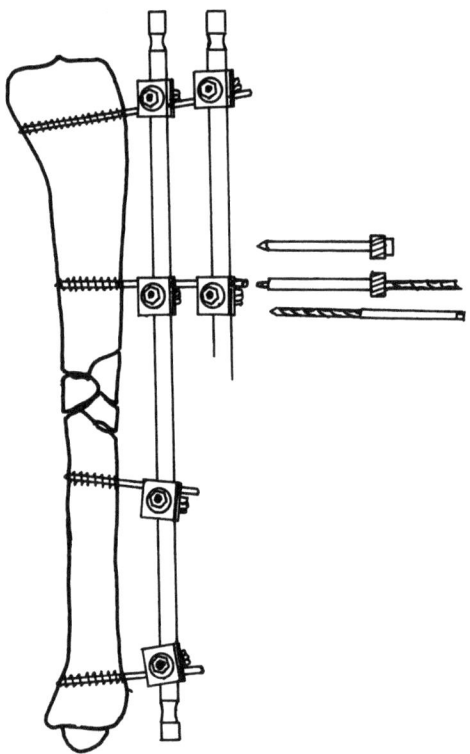

Abb. 28g

Zur Montage der Variation des Klammerfixateurs in V-Form wird ein zweites Rohr mit den Schanz-Schrauben mediodorsal in einem Winkel von 60–90 Grad zu der sagittalen Klammer nach der oben beschriebenen Technik angebracht. Zur Erhöhung der Rotationsstabilität sind die beiden Rohre miteinander zu verbinden (Abb. 20).

48

Montage des Rahmenfixateurs (Typ II) am Beispiel des Unterschenkels (Abb. 29a–k und 30a–i)

An der Außenseite des distalen Unterschenkels wird ventral der Fibula im gewünschten Abstand zum Verletzungs- oder Entzündungsbereich eine Stichinzision gesetzt, der Trokar mit der Hülse senkrecht zur Längsachse des Unterschenkels bzw. parallel zur Achse des oberen Sprunggelenks vorgeschoben, bis Kontakt mit der lateralen Tibiakortikalis besteht (Abb. 29a). Entfernung des Trokars. Durch die Hülse, die als Weichteilschutz und auch als Führungshilfe dient, wird mit dem 3,5-mm-Bohrer senkrecht zur Längsachse ein Loch durch die Tibia gebohrt. Der Zustand des Knochengewebes entscheidet über die Frage des weiteren Aufbohrens. Ist die Kortikalis sehr hart, so wird das Loch mit dem 4,5-mm-Bohrer aufgeweitet. Bei osteoporotischer Kortikalis, wie auch meist im Bereich der Metaphyse, entfällt das weitere Aufbohren. Nun wird durch das Bohrloch unter Verwendung des Handfutters ein Steinmann-Nagel (Durchmesser 5 mm, Länge 180 mm) eingebracht und anschließend mit leichten Hammerschlägen vorgetrieben. Für diesen Vorgang soll keine Preßluftmaschine verwendet werden. Das maschinelle Eindrehen ist mit einer Hitzeentwicklung und der Gefahr der Knochennekrose verbunden und muß unbedingt vermieden werden. In entsprechender Weise wird nun am proximalen Hauptfragment verfahren (Abb. 29b): Anbringen einer Stichinzision ventral der Fibula in gewünschtem Abstand zum Verletzungs- oder Entzündungsbereich, Einführen des Trokars mit der Hülse bis hin zum Kontakt mit der äußeren Tibiakortikalis. Entfernung des Trokars und Belassen der Hülse, durch die senkrecht zur Schaftachse bzw. parallel zur Kniegelenkachse mit dem 3,5-mm-Bohrer ein Loch durch die Tibia gebohrt wird. Auch hier entscheidet die Härte der Kortikalis über das ergänzende Aufbohren mit dem 4,5-mm-Bohrer. Einbringen des Steinmann-Nagels (Durchmesser 5 mm, Länge 180 mm) durch das Bohrloch in der oben beschriebenen Weise, d.h. mit dem Handfutter und insbesondere ohne Verwendung der Preßluftmaschine (Abb. 29c). Die eingebrachten Steinmann-Nägel erleichtern die ergänzende Reposition. Nun werden die Rohrstangen vorbereitet (Abb. 29d). Die Rohrlänge richtet sich nach der zu überbrückenden Distanz. Die Zahl der aufzusteckenden drehbaren Backen ergibt sich aus der vorgesehenen Montage (Abb. 29d). Die drehbaren Backen sind auf den Rohrstangen so anzuordnen, daß der breite Teil der Backe ventral und das Rohr dorsal der Steinmann-Nägel zu

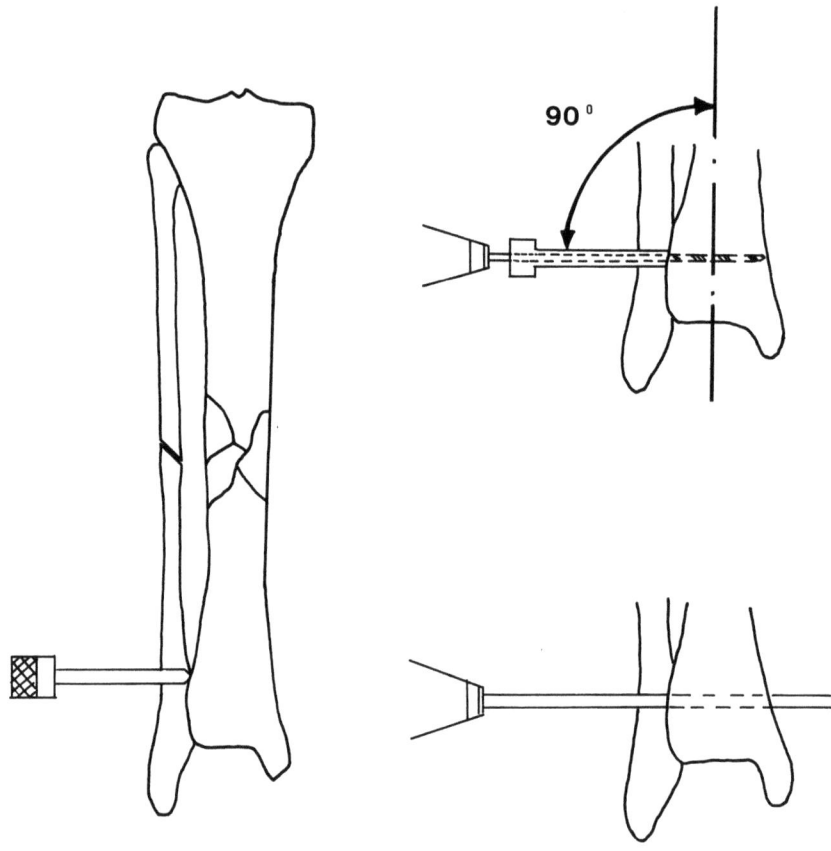

Abb.
29 a

liegen kommt. Es wird damit erreicht, daß der Abstand der
Wirklinie der Kraft zur Bezugsachse der Rohrstange möglichst
klein ist. Durch die Verkürzung des Hebelarmes verringert sich
damit das auf die seitlichen Stangen einwirkende Biegemoment.
Nach der Montage des einfachen Rahmens werden die Muttern
der Backen zunächst leicht angezogen. Nun erfolgt die Überprüfung der Stellung. Es ist unbedingt erforderlich, der Rotationsstellung besondere Beachtung zu schenken (Abb. 29 g). Falls eine
Fehlstellung besteht, so wird diese nach Lösen der Backen besei-
tigt (Abb. 29 d–f). In korrekter Stellung werden die Muttern der
Backen erneut angezogen. Nach diesem Schritt ist die Fraktur
in Repositionsstellung lagerungsstabil fixiert (Abb. 29 h).
Nun erfolgt das Einbringen eines 3. und 4. Steinmann-Nagels.
In gewünschtem Abstand zum 1. Steinmann-Nagel wird an ent-
sprechender Stelle ventral der Fibula eine Stichinzision angesetzt
(Abb. 29 i). Einführen des Trokars mit der Hülse durch die late-

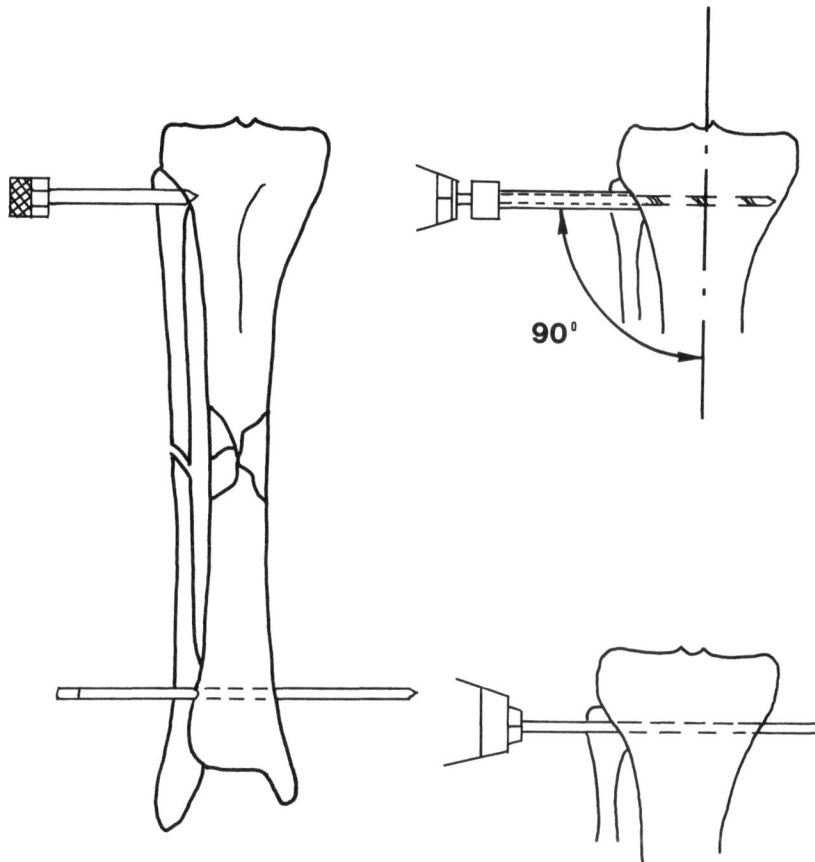

Abb.
29 b

ral gelegene Backe und durch die Weichteile bis zum Knochenkontakt. Leichtes Anziehen der Backenmutter, um die Metall-
hülse nicht zu schädigen. Nach Entfernung des Trokars kann
ein Zielgerät angebracht und an der lateralen sowie an der auf
dem gegenüberliegenden Rohr befindlichen Backe befestigt werden (Abb. 29i). Danach erfolgt der Bohrvorgang in der oben
beschriebenen Weise, wobei unter Verwendung des Zielgeräts
ein Abweichen von der gewünschten Richtung nicht eintreten
kann. Entfernung des Führungsinstruments und der Hülse. Der
Steinmann-Nagel kann nun durch die Öffnung der Backe in
das vorgebohrte Loch eingebracht und auf der Gegenseite an
der Rohrstange verankert werden. Die Weite des Aufbohrens
ergibt sich aus der oben genannten Richtlinie. Es ist nicht erforderlich, daß die Steinmann-Nägel absolut parallel zueinander
liegen, da die drehbaren Backen in der frontalen Richtung jede
gewünschte Stellung einnehmen können (Abb. 29c). Die Ein-

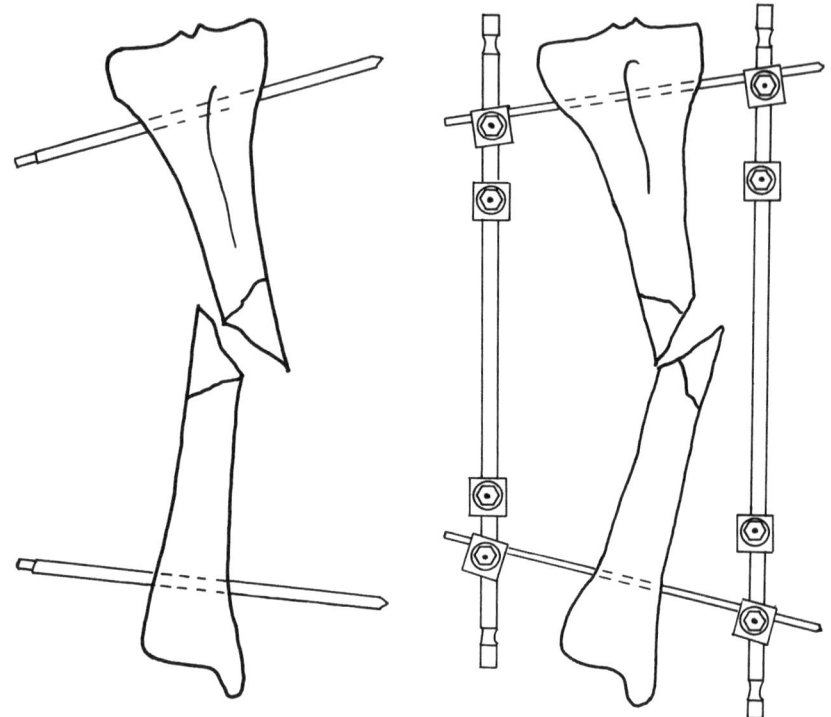

Abb. 29 c, d

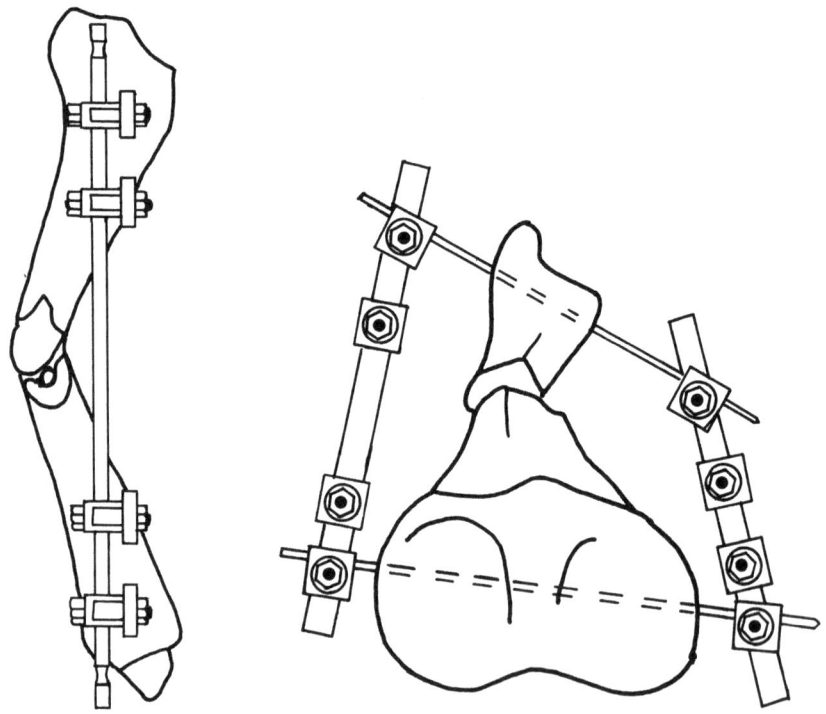

Abb. 29 e, f

52

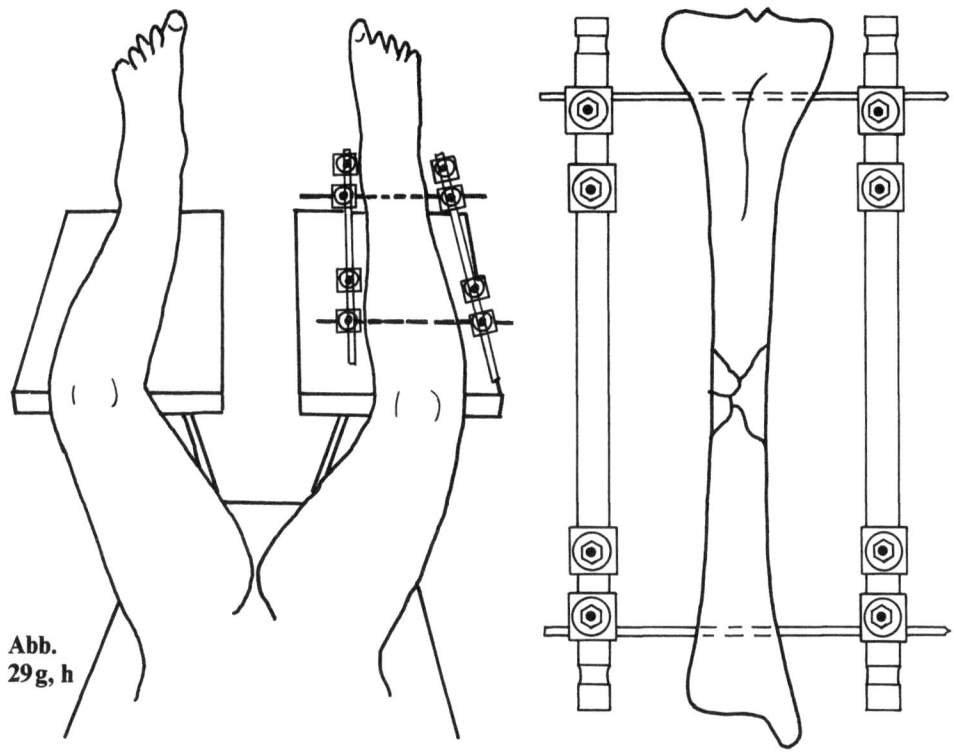

**Abb.
29g, h**

bringung des 4. Steinmann-Nagels erfolgt in der oben beschriebenen Weise. Der zu wählende Abstand der Steinmann-Nägel
vom Verletzungsbereich wird bestimmt: 1. durch den klinischen
Befund mit dem Ausmaß der Weichteilschädigung, 2. durch die
Entscheidung, ob die externe Stabilisierungstechnik als endgültige Maßnahme geplant ist oder ob im weiteren Verlauf der
Übergang auf eine interne Osteosynthese erfolgen soll. Aus mechanischen Gründen ergibt sich, daß die Stabilität der Montage
größer wird, je näher die beiden inneren Steinmann-Nägel an
die Fraktur gebracht werden. Außerdem sind die Rohrstangen
so extremitätennah wie möglich zuzuordnen, um die freie Knickstrecke der Steinmann-Nägel zu verringern (Abb. 2 und 29j).

**Stückfraktur ohne knöcherne Abstützung und Fraktur mit knö-
chernem Defekt.** Bei diesen Bedingungen werden zur Erhöhung
der Stabilität der Montage mit Verringerung der Höhen- und
Seitverschieblichkeit der Bruchenden die beiden Steinmann-Nägel im jeweiligen Hauptfragment gegenseitig verspannt und mit-
tels der drehbaren Backen in dieser Stellung fixiert (Abb. 29j,
k). Die Steinmann-Nägel befinden sich damit unter Vorlast. Das

53

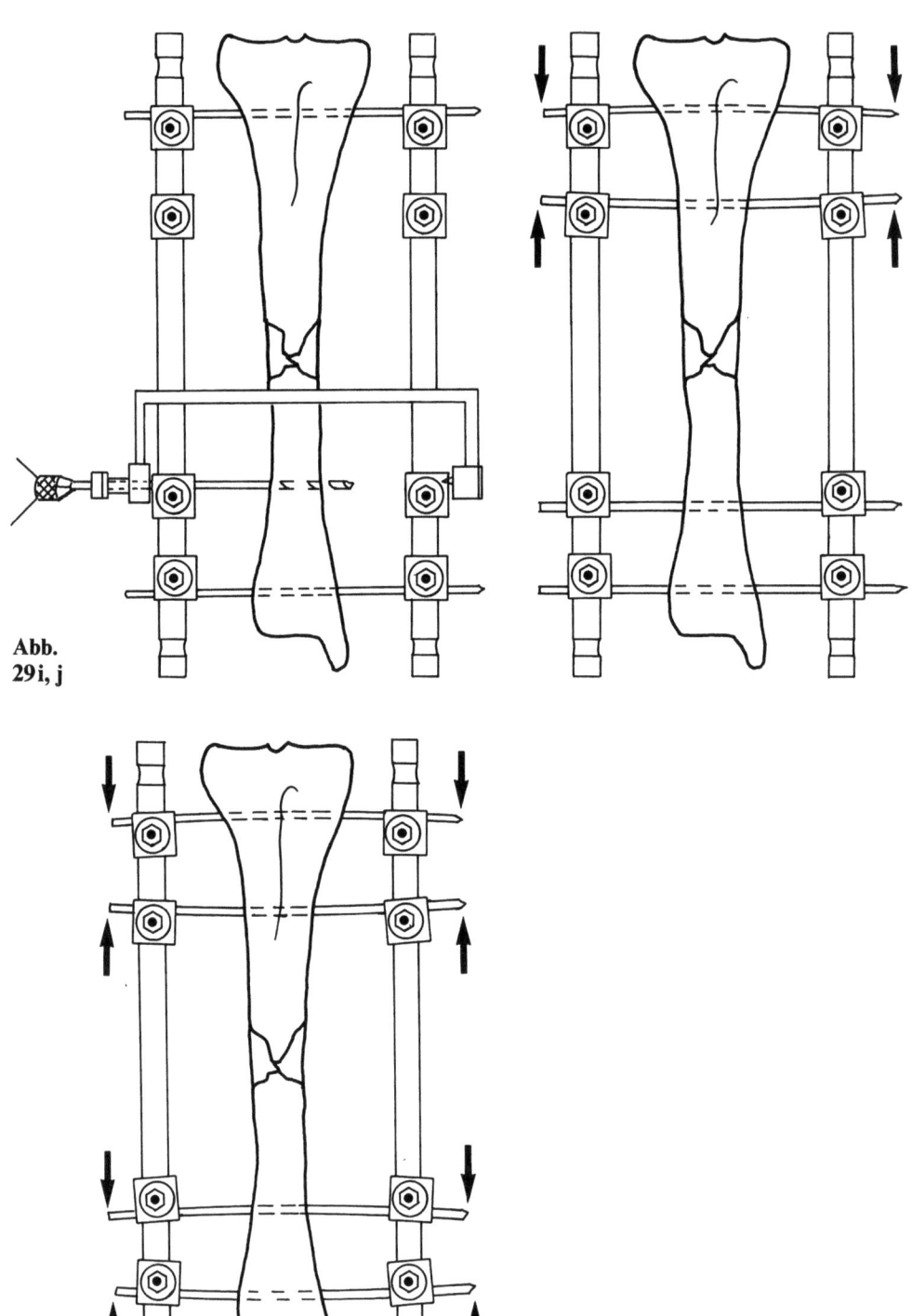

Abb. 29i, j

Abb. 29k

54

gegenseitige Verspannen der Steinmann-Nägel im jeweiligen Hauptfragment muß jeweils *synchron* erfolgen, da sonst eine leichte Distraktion oder eine Verkürzung im Bruchbereich entstehen kann (Abb. 29j, k).

Schrägfraktur ohne knöcherne Defektbildung. Liegt diese Bedingung vor und ist die Indikation zur Fixateur-externe-Osteosynthese aus anderer Ursache gegeben, so wird die Fraktur nach der Reposition zunächst mit einer Zugschraube fixiert (Abb. 30a), die etwa rechtwinklig zum Frakturspalt verläuft. Das technische Zugprinzip muß erfüllt werden. Der danach angebrachte Rahmenfixateur hat für die oben beschriebene Bedingung die Aufgabe einer Neutralisationsosteosynthese (Abb. 30b–e). Um der Lockerungsgefahr der Steinmann-Nägel entgegenzuwirken, können diese, wie im Schema gezeigt, unter eine ganz leichte Vorlast gebracht werden (Abb. 30f, g).

Querfraktur mit knöcherner Abstützung. Liegt bei der Querfraktur oder bei der sehr kurzen Schrägfraktur nach der Reposition ein breiter knöcherner Kontakt vor und ist damit die Abstützung gewährleistet, so wird das Prinzip der axialen Kompression genutzt (Abb. 30h, i). Die genannte Bedingung ist auch bei der querverlaufenden Osteotomie und in den meisten Fällen bei der Operation zur Arthrodese erfüllt. Technisch werden im proximalen und distalen Hauptfragment die Steinmann-Nägel jeweils in Richtung auf die Fraktur gespannt und in dieser Stellung fixiert. Das Spannen der Steinmann-Nägel kann mit einem auf das Rohr aufsteckbaren Spanngerät, mit einer Verbrügge-Zange oder von Hand erfolgen. Beim Spannvorgang müssen die Muttern der drehbaren Backen etwas gelöst werden. Es muß geprüft werden, ob sich die Bruchstücke unter dem Spannvorgang nicht verschieben.

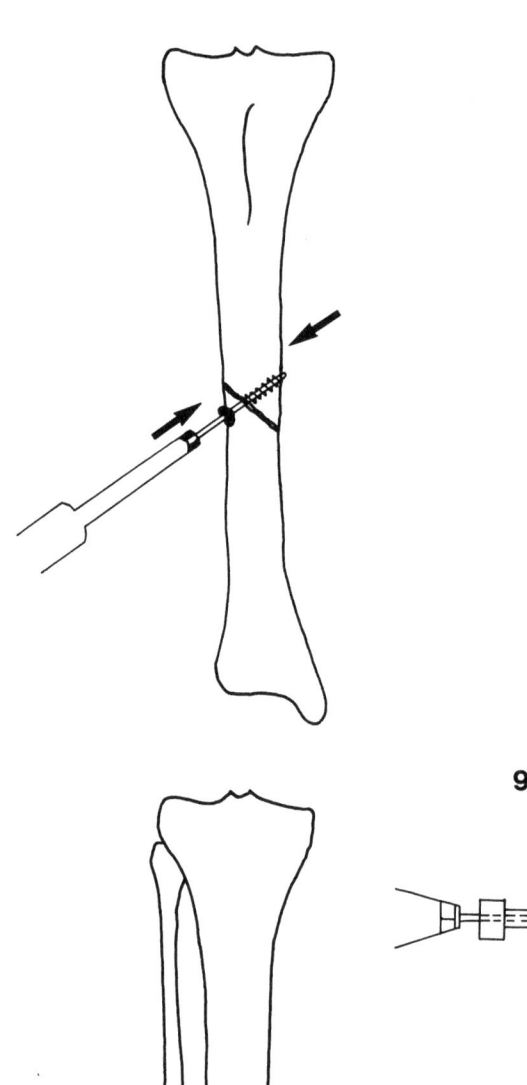

Abb. 30 a

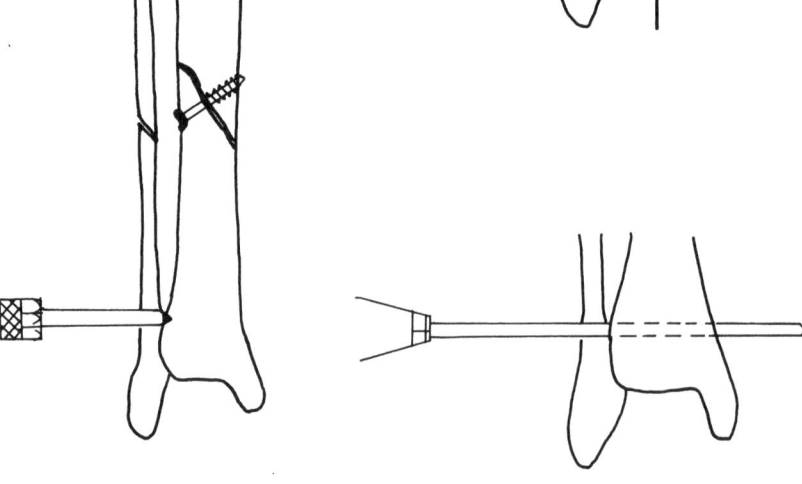

90°

Abb. 30 b

56

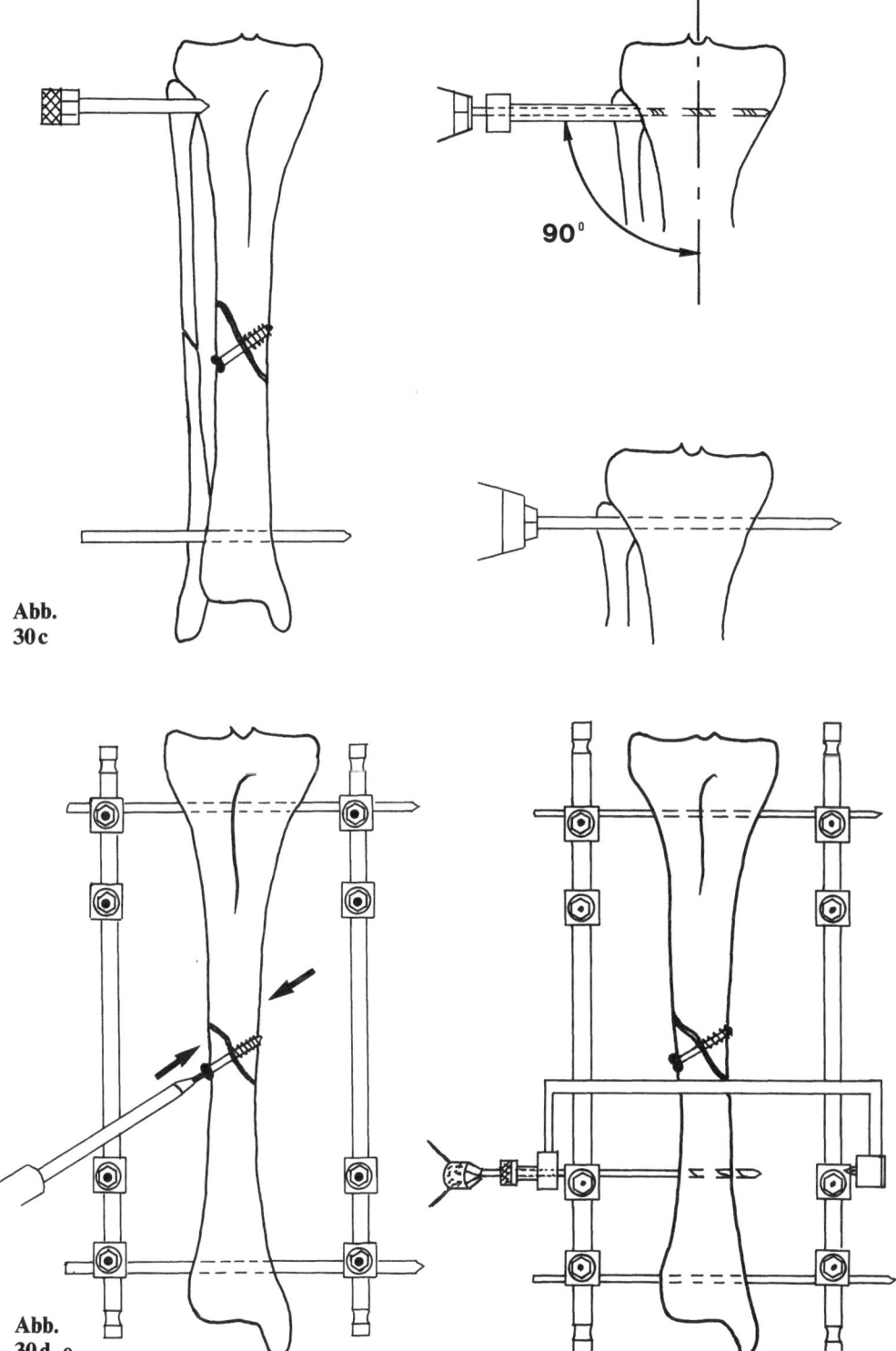

**Abb.
30 c**

90°

**Abb.
30 d, e**

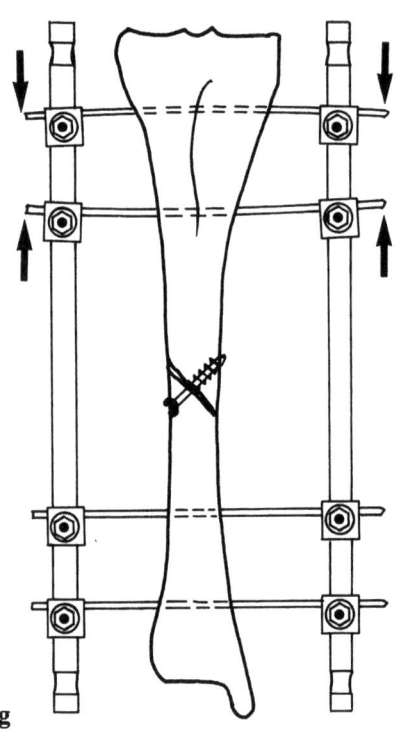

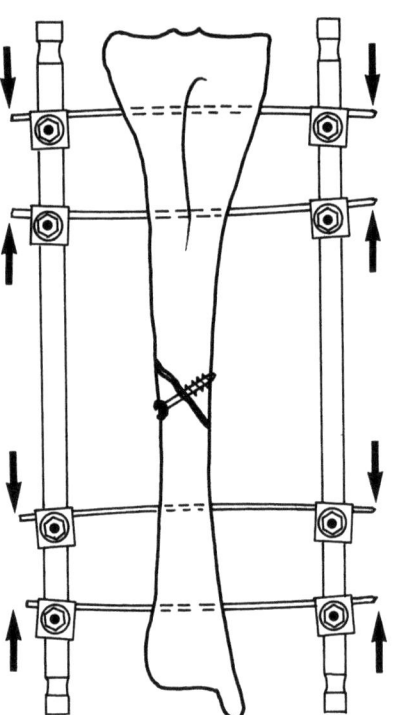

**Abb.
30 f, g**

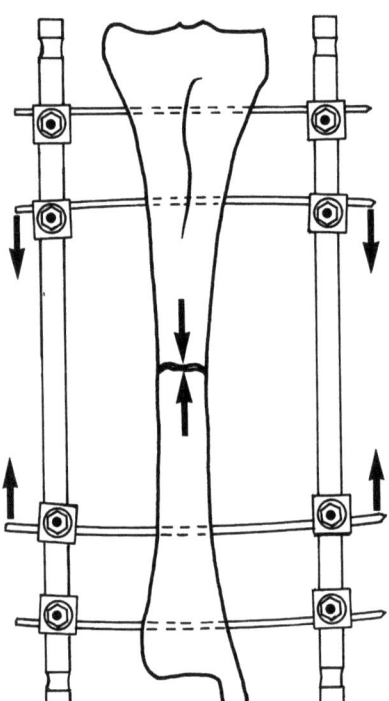

**Abb.
30 h**

58

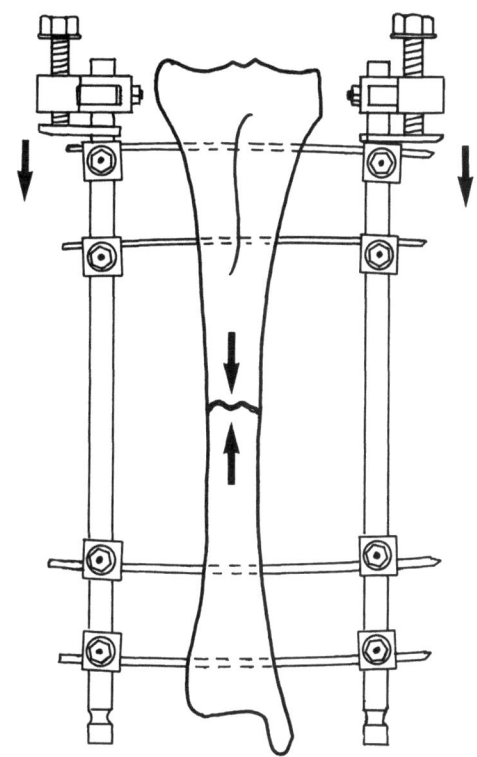

Nach Abschluß der Operation ist darauf zu achten, daß an den
Metallaustrittsstellen die Haut nicht unter Spannung steht. Es
muß sonst mit lokalen Reizerscheinungen gerechnet werden, die
Ausgangspunkt für eine Infektion werden können. Zur Beseitigung einer derartigen Spannung ist die Inzision etwas zu erweitern; an der gegenüberliegenden Seite wird eine Hautnaht angebracht.

**Montage des räumlichen Fixateur externe (Typ III)
am Beispiel des Unterschenkels** (Abb. 31–33)

In der oben beschriebenen Weise wird im proximalen und distalen Hauptfragment nach entsprechendem Vorbohren in frontaler
Richtung jeweils 1 Steinmann-Nagel eingebracht. Mit den seit-
lich anzubringenden Rohren, auf die jeweils 3 drehbare Backen
aufgesteckt sind, wird nun der einfache Rahmen montiert. Da-
nach erfolgt die Überprüfung der Bruchstellung und das leichte
Anziehen der Muttern an den Backen. Nun wird im jeweiligen
Hauptfragment, möglichst entfernt vom Steinmann-Nagel und
so nahe der Fraktur, wie der Weichteilbefund es zuläßt, in ven-
trodorsaler Richtung durch eine Stichinzision mit dem 3,5-mm-
Bohrer durch die Tibia ein Bohrloch gesetzt und danach eine
Schanz-Schraube mit dem Handfutter eingedreht.
Nun erfolgt das Anbringen des ventralen Rohrs mit 4 drehbaren
Backen. 2 der Backen werden an den Schanz-Schrauben befe-
stigt. Mit den beiden anderen Backen wird die ventrale Klammer
über schrägverlaufende Steinmann-Nägel mit dem in frontaler
Richtung liegenden Steinmann-Nagel verbunden. Die räumliche
Montage ist damit beendet.

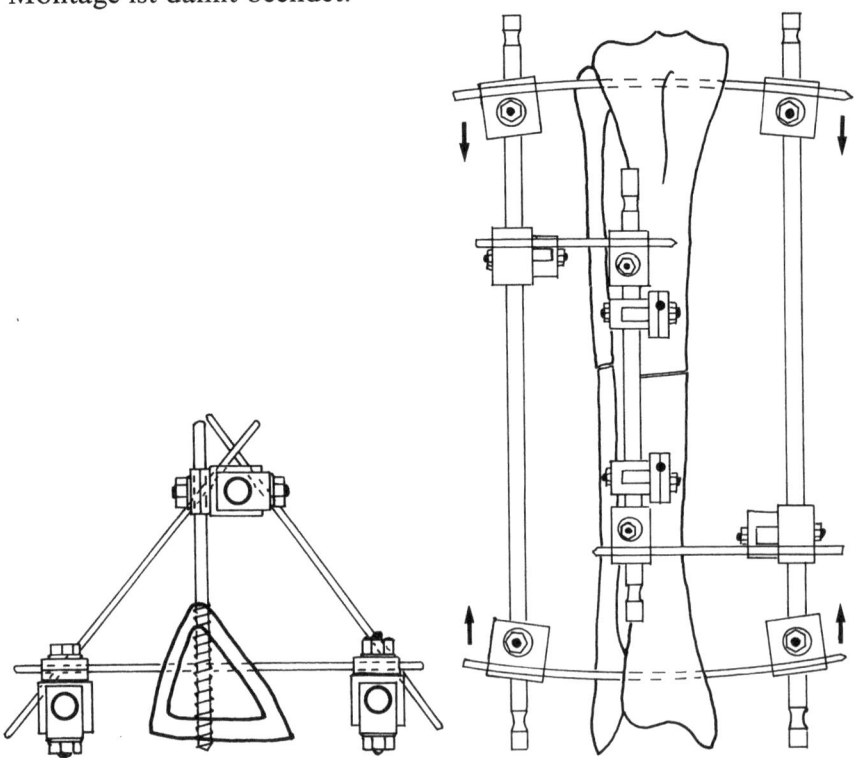

**Abb.
31, 32**

60

Besteht im Bruchbereich ausreichende Abstützung, so kann in der oben beschriebenen Weise axiale Kompression ausgeübt werden. Man spannt dazu im jeweiligen Hauptfragment den Steinmann-Nagel und die Schanz-Schraube in Richtung auf die Fraktur (Abb. 32).

Für die Überbrückung einer Defektbildung ist entsprechend den experimentellen Untersuchungen durch die Kombination der räumlichen Anordnung mit den in den Hauptfragmenten vorgespannten Steinmann-Nagelpaaren das Höchstmaß an Stabilität zu erreichen. Die in der oben beschriebenen Weise vorgespannte Rahmenkonstruktion verringert die Höhen- und Seitenverschieblichkeit der Bruchenden, die räumliche Anordnung neutralisiert einwirkende Torsionsmomente. Bei dieser Montageform ist darauf zu achten, daß die Schanz-Schrauben nicht in der Drehachse des jeweiligen Steinmann-Nagelpaares liegen. Die Schanz-Schraube ist mechanisch nur wirksam, wenn sie entfernt von der Drehachse „Steinmann-Nagel" eingebracht wird (Abb. 1 und 33).

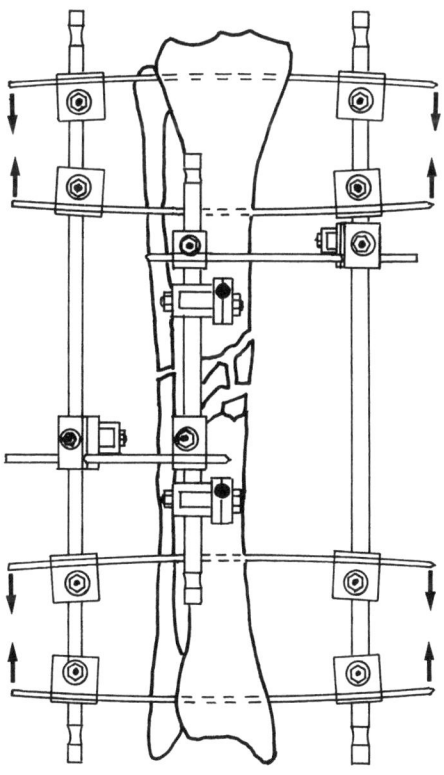

Abb. 33

61

Montage des Klammerfixateus (Typ I) am Beispiel des Oberschenkels (Abb. 34–38)

Lateral und proximal am Oberschenkel wird eine Stichinzision gesetzt, Einführen des Trokars (Abb. 34a), mit der Hülse als Weichteilschutz wird nun in frontaler Richtung mit dem 3,5-mm-Bohrer das Femur durchbohrt (Abb. 34b). Nun wird die Schanz-Schraube eingedreht (Abb. 34c). Danach verfährt man in entsprechender Weise am distalen Hauptfragment und bringt auch hier möglichst parallel eine Schanz-Schraube ein (Abb. 35a–c). Es wird nun ein ausreichend langes Rohr mit drehbaren Backen entsprechend der geplanten Zahl der Schanz-Schrauben vorbereitet. Befestigung des Rohrs mit der proximalen und distalen Backe an den Schanz-Schrauben (Abb. 36a). Dann werden in gewünschter Entfernung zum Verletzungsbereich an der Außenseite des Oberschenkels weitere Stichinzisionen angebracht und durch die drehbaren Backen die Hülse mit dem Trokar bis zum Knochenkontakt vorgeschoben (Abb. 36a). Leichtes Anziehen der Backenmutter, um das dünne Metallrohr der Hülse nicht zu beschädigen. Entfernung des Trokars und Wiederholung des Bohrvorgangs durch die Hülse, die in dieser Funktion sowohl als Weichteilschutz wie auch als Führungshilfe dient (Abb. 36b, c). Sofern es die Lokalisation des Fraktur- oder Pseudarthrosenspalts wie auch der Weichteilbefund erlauben, bringt man in das jeweilige Hauptfragment 3 Schanz-Schrauben ein (Abb. 36d). Das Rohr soll möglichst extremitätennahe angebracht werden, weil sich damit die freie Biegestrecke der Steinmann-Nägel verringert. Die Montage ist gegenüber der Anordnung mit großem Abstand zum Knochen wesentlich stabiler.

Beim Vorliegen *eines knöchernen Defekts* oder einer *Trümmerzone* (Abb. 34–36) entfällt die Anwendung axialer Kompression, der Fixateur externe hat dann lediglich neutralisierende Funktion. Die Stabilität der Montage kann wesentlich mehr durch die Zahl der Schanz-Schrauben, deren Abstand voneinander und durch einen möglichst geringen Abstand des Rohrs zum Femur erhöht werden. Es empfiehlt sich die Schanz-Schrauben auch unter diesen Bedingungen vorzuspannen; damit wird der Lockerungsgefahr entgegengewirkt (Abb. 36e, f). Experimentell ergab sich für die Distanzosteosynthese, d.h. beim Vorliegen eines Defekts durch das Anbringen eines zweiten Rohrs mit gegenseitig verspannten Schanz-Schrauben nur ein leichter Stabilitätsgewinn.

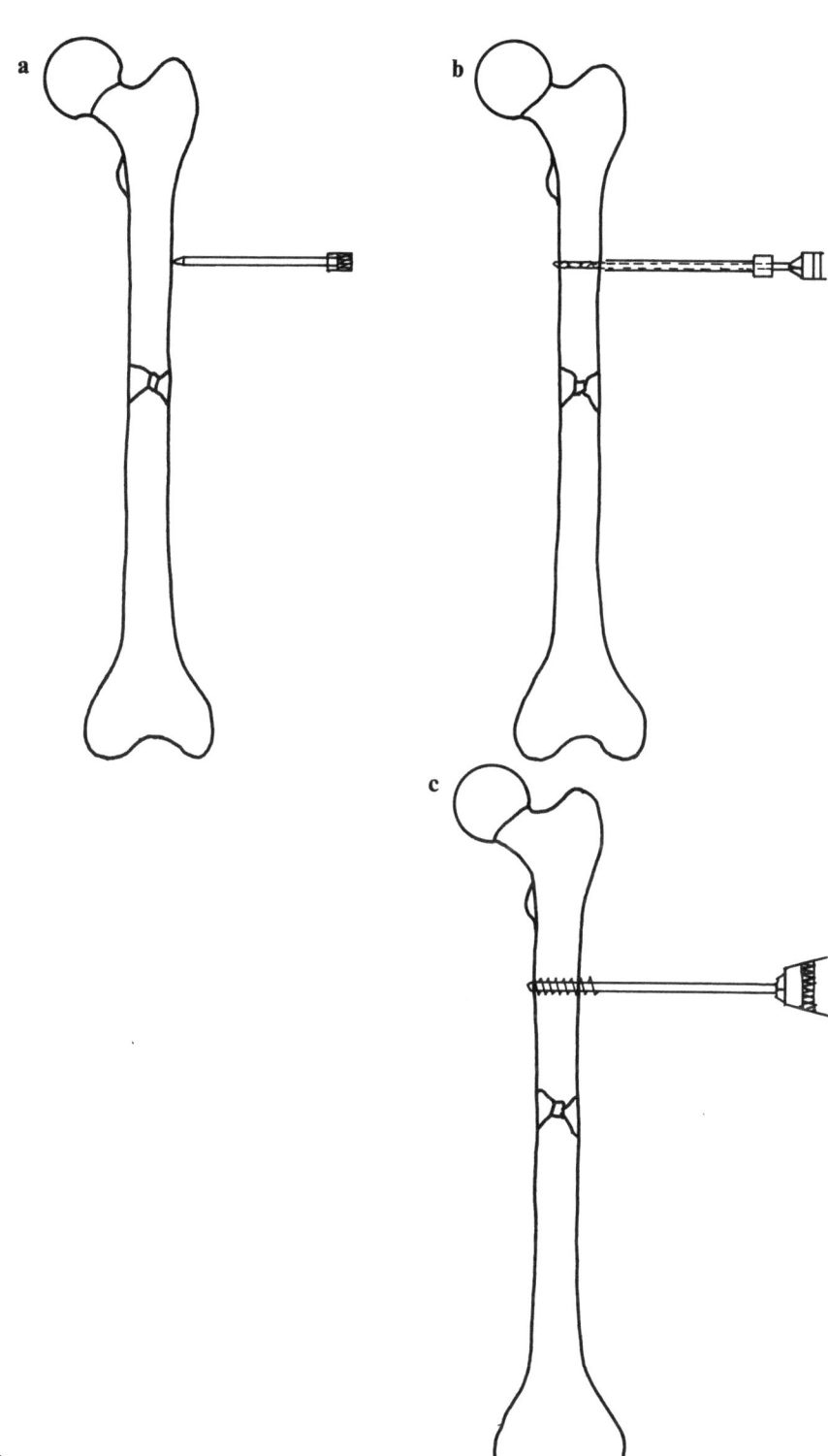

Abb.
34 a–c

63

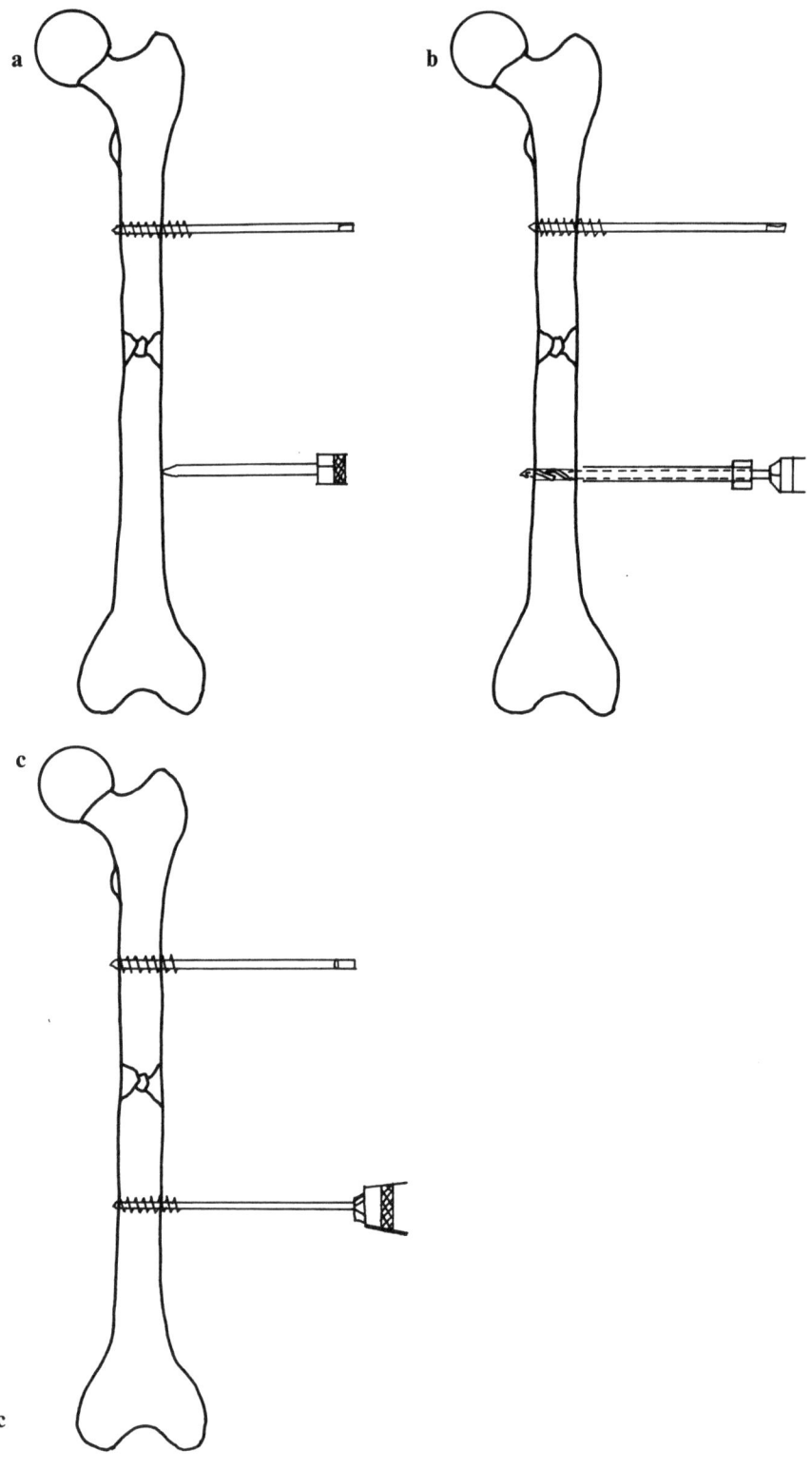

**Abb.
35 a–c**

64

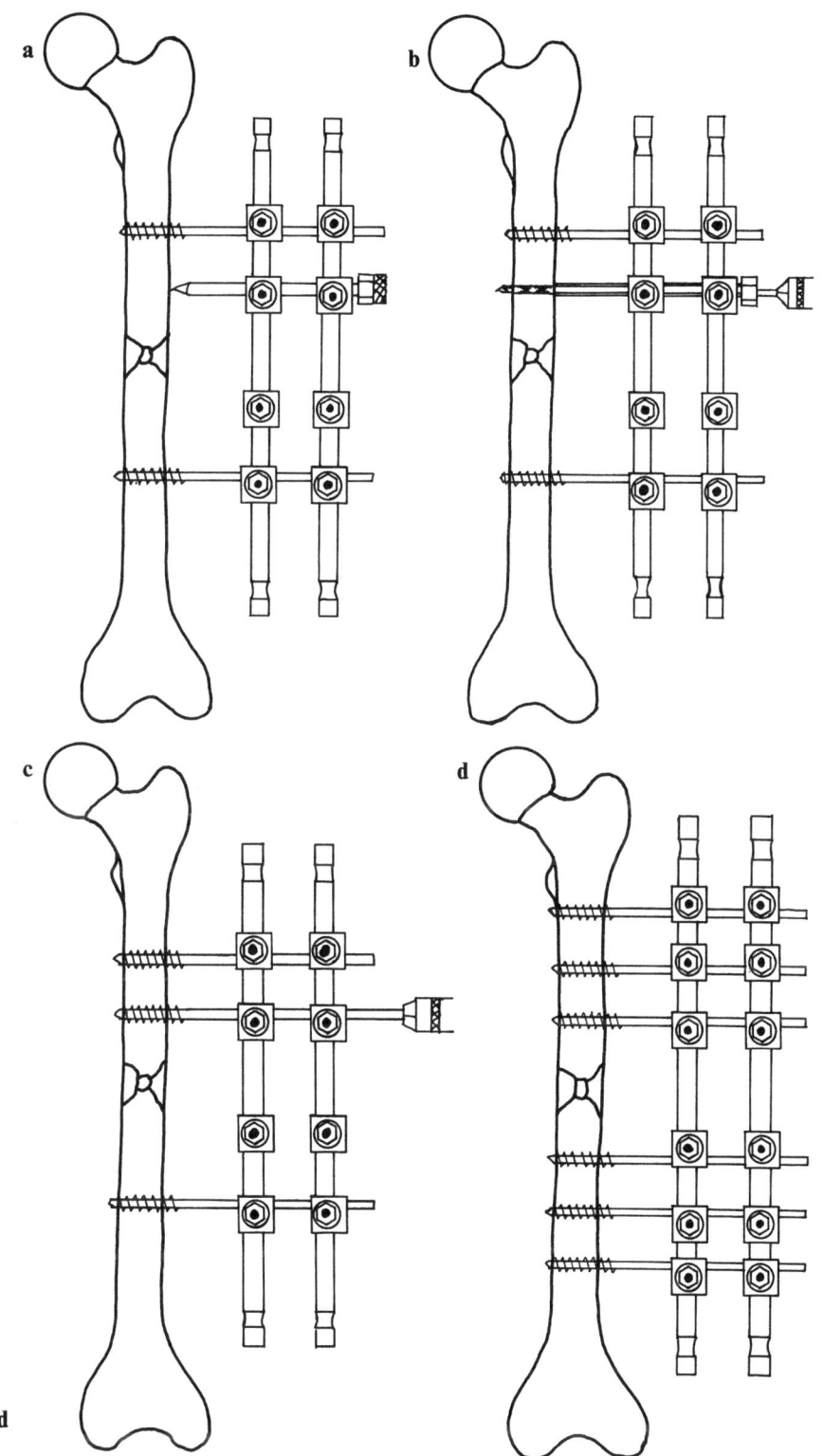

a **b**

c **d**

Abb.
36 a–d

65

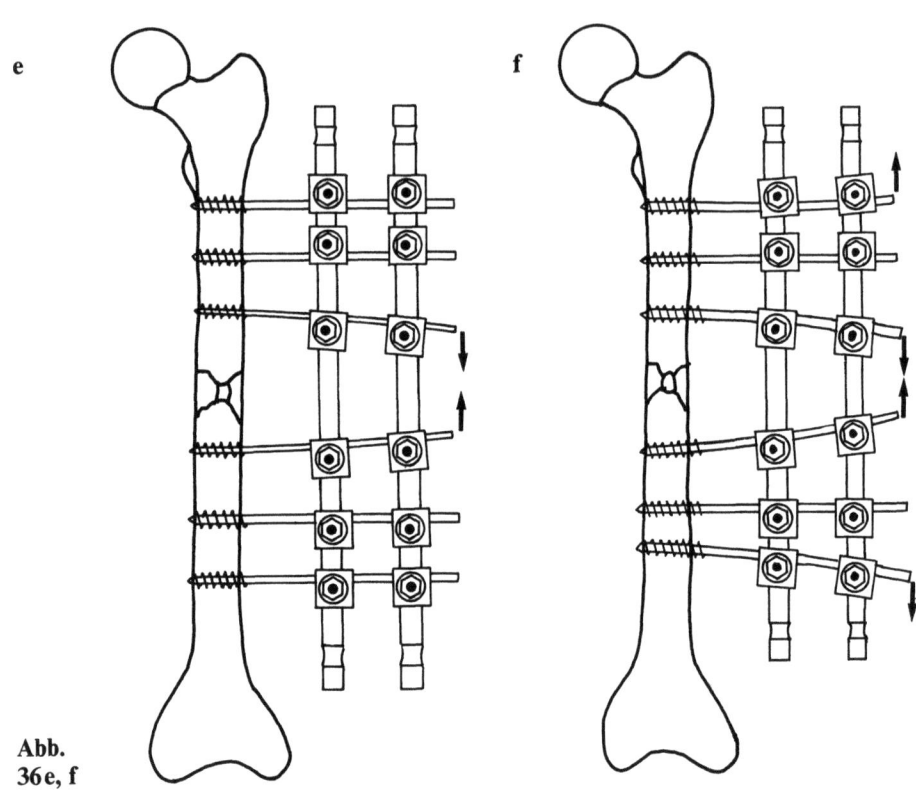

e f

Abb. 36e, f

Auch bei einer Querfraktur entspricht das technische Vorgehen zunächst der obigen Beschreibung (Abb. 37a, b). Die Frage der *knöchernen Abstützung* im Fraktur- oder Pseudarthrosenbereich entscheidet wiederum darüber, ob axial Kompression ausgeübt werden kann. Axiale Kompression ist unter Verwendung des Spanngeräts, einer Verbrüggezange oder durch das Spannen von Hand herbeizuführen (Abb. 37c). Nach der Fixation der Bakkenmuttern wird entsprechend der Zeichnung ein zweites Rohr mit drehbaren Backen angebracht. Bei gegebener knöcherner Abstützung kann die Stabilität der Montage durch ein gegenseitiges Verspannen der Schanz-Schrauben im jeweiligen Hauptfragment erhöht werden (Abb. 37c).

Folgende Faktoren führen also zur Verbesserung der Stabilität des Klammerfixateurs Typ I am Oberschenkel:

1. Vermehrung der Schanz-Schrauben
2. Erhöhung der Distanz zwischen den Schanz-Schrauben
3. Verminderung der Distanz zwischen Rohr und Knochen
4. Vorspannen der Schanz-Schrauben gegeneinander in jedem Hauptfragment (Abb. 36e und 38).

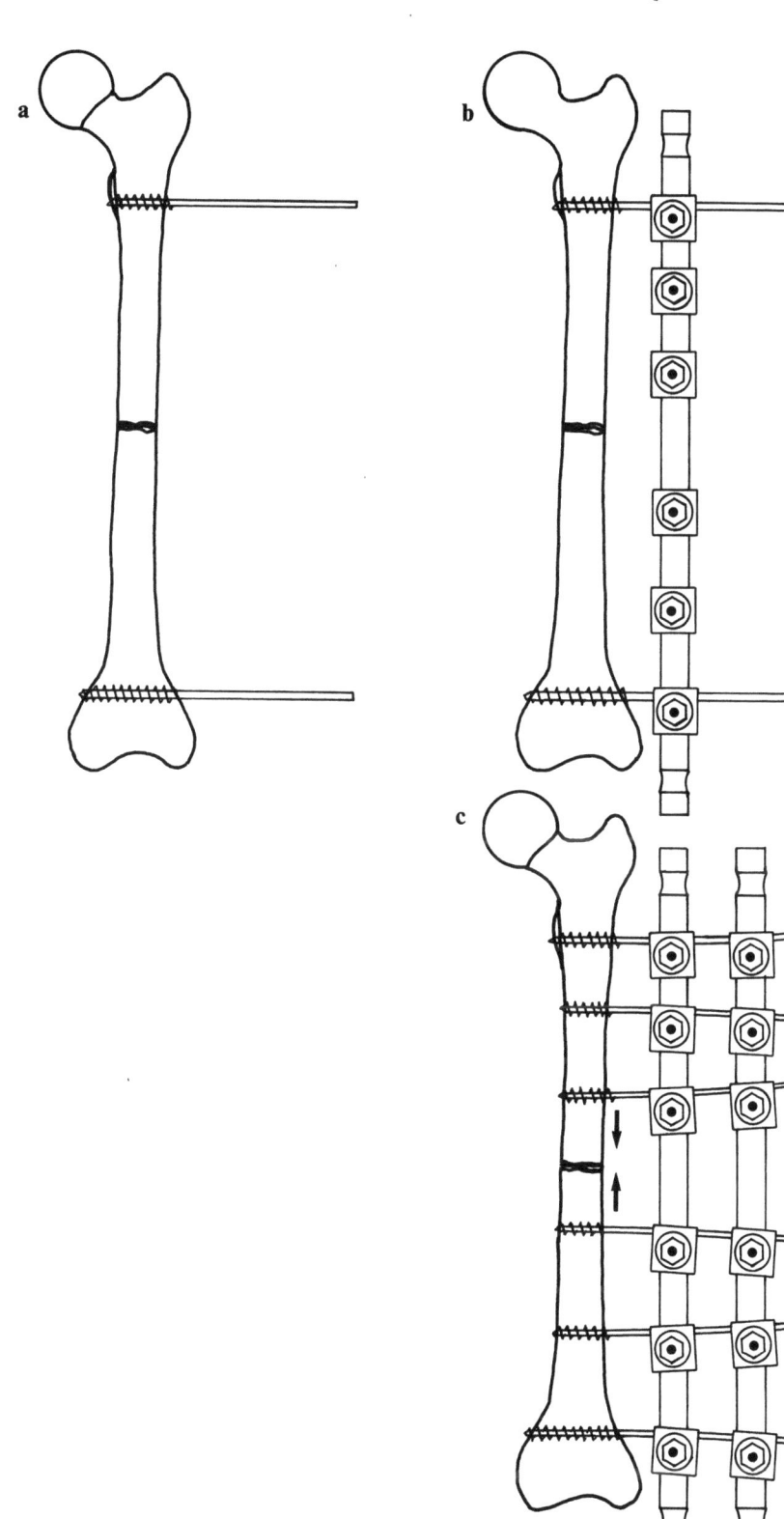

**Abb.
37 a–c**

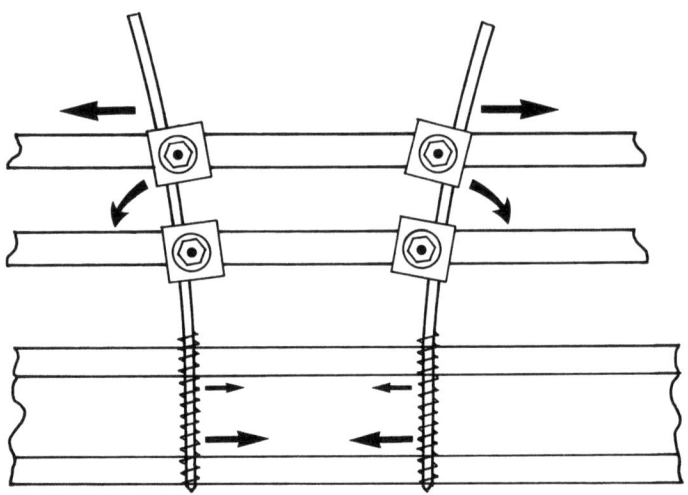

Abb. 38 Anwendung der Vorspannung von Schanz-Schrauben innerhalb eines Fragments zur Vermeidung einer Metallockerung

8 Ergänzende klinische Gesichtspunkte

**Organisatorische Voraussetzungen, Planung
und Vorbereitung der Operation**

Die Fixateur-externe-Osteosynthese erfordert alle Bedingungen,
die für ein chirurgisches Operationsverfahren Gültigkeit haben.
Es sind also die Regeln der Asepsis einzuhalten. Abgesehen von
den Umständen einer Massenkatastrophe oder einer Kriegsein-
wirkung wird die Fixateur-externe-Osteosynthese nach Frakturen im aseptischen Operationssaal nach Desinfektion der Wund-
umgebung und üblicher Abdeckung durchgeführt. Die Abdek-
kung hat so zu erfolgen, daß sie intraoperativ die Beurteilung
der Reposition und insbesondere der Rotationsstellung erlaubt.
Unabdingbar ist eine präoperative Planung mit der Entscheidung, ob die externe Stabilisierung als vorübergehende Maßnahme oder als das endgültige Behandlungsverfahren durchgeführt werden soll. Die vorübergehende Stabilisierung mit dem
Fixateur externe ist hauptsächlich für die *offene Fraktur* zu diskutieren. Mit dieser Konzeption verfolgt der Operateur das Ziel,
eine möglichst große Distanz zu überbrücken, um dann nach
Abheilung der Weichteile und erfolgter Revaskularisation im
Bruchbereich eine interne Osteosynthese mit geringerem Infektionsrisiko durchführen zu können. Unter Berücksichtigung des
für diesen zweiten Operationsschritt erforderlichen Zugangs ist
also primär eine möglichst große Distanz zu überbrücken. Damit
wird ein gewisser Stabilitätsverlust gegenüber der Technik in
Kauf genommen, die mit einer verletzungsnahen Verankerung
von Steinmann-Nagel und Schanz-Schraube verbunden ist. Zu
der präoperativen Planung gehört auch die Entscheidung, ob
bei gelenknahen Frakturen und Frakturen mit Gelenkbeteili-
gung sowie unter Berücksichtigung von Art und Ausmaß der
Weichteilschädigung mit dem Fixateur externe vorübergehend
eine Gelenkimmobilisierung erfolgen soll. Für diese Immobilisierung reicht der Klammerfixateur. Es besteht Anlaß zu der Fest-
stellung, daß bei frischen Frakturen auf dem Operationstisch
die Reposition vor der externen Osteosynthese durchzuführen

ist. Das Vorgehen „Fixateur-externe-Montage" und nachfolgend „Reposition der Fraktur" ist nicht sinnvoll.

Die Planung des Eingriffs bei einer posttraumatischen Knocheninfektion mit Instabilität sieht die Fixateur-externe-Osteosynthese überwiegend als die endgültige Stabilisierungstechnik vor. Es empfehlen sich dafür die Montagen, mit denen das größte Maß an Stabilität zu erreichen ist. Gegenüber dem Bestreben einer großen Distanzüberbrückung wird man also unter diesen Bedingungen im jeweiligen Hauptfragment 1 Steinmann-Nagel und 1 Schanz-Schraube so frakturnahe anbringen, wie dies der Entzündungs- und Verletzungsbereich zuläßt. Selbstverständlich sind dabei die mechanischen Gesichtspunkte hinsichtlich der Zuordnung von Schanz-Schraube zur Drehachse „Steinmann-Nagel" (s. Abb. 1) zu berücksichtigen.

Übergang auf andere Osteosynthesetechniken

Es muß nochmals darauf hingewiesen werden, daß nach der externen gegenüber der internen Osteosynthese mit einer Verzögerung der knöchernen Heilung zu rechnen ist. Bei offenen Frakturen, die mit dem Fixateur externe stabilisiert worden sind, sollte deshalb nach Abheilung der Weichteile im Zeitbereich von 6–8 Wochen nach der Verletzung an Hand der Röntgenkontrolle geprüft werden, ob inzwischen eine adäquate knöcherne Reaktion eingetreten ist. Ergeben sich keine entsprechenden Hinweise, so ist im weiteren Verlauf die Indikation zum Übergang auf die Plattenosteosynthese zu stellen. Die interne Fixation unter Belassung des Fixateur externe ist dabei nur möglich, wenn der Verletzungsbereich weit überbrückt war und die Weichteile insbesondere an den Metallaustrittsstellen reizlos sind. Im Regelfall empfiehlt sich zunächst die Entfernung des Fixateur externe. Die Plattenosteosynthese wird dann zeitlich versetzt nach Abheilung der Metallaustrittsstellen vorgenommen. In all diesen Fällen ist die Indikation zur ergänzenden autologen Spongiosaplastik großzügig zu stellen.

Beim Vorliegen einer Knocheninfektion mit Instabilität hat die überbrückende und den gefährdeten Bereich aussparende externe Osteosynthesetechnik Vorrang gegenüber dem Nachteil der verzögerten Knochenheilung. Sind jedoch die Entzündungszeichen abgeklungen und ist trotz zwischenzeitlicher autologer Spongiosaplastik nach Monaten noch keine knöcherne Regeneration festzustellen, so ergibt sich auch unter diesen Bedingungen im weiteren Verlauf die Indikation zur Änderung der Osteosyntheseform.

Postoperative Überwachung

Gültigkeit haben die anerkannten Regeln der Wundbehandlung. Die Beobachtung und Untersuchung des Wundbereichs erfolgt täglich. Einige Besonderheiten bedürfen der ergänzenden Besprechung: Nach der Fixateur-externe-Osteosynthese ist an den Metallaustrittsstellen jede Weichteilspannung zu vermeiden. In einem derartigen Bezirk entsteht eine lokale Ischämie, die nicht selten von einer bakteriellen Infektion gefolgt wird. Die offene Wundbehandlung wird zum frühestmöglichen Zeitpunkt angestrebt. Die Metallaustrittsstellen bedürfen der regelmäßigen Reinigung. Der Fixateur externe erleichtert es, die Weichteilauflage über eine entsprechende Aufhängung zu reduzieren. Abgesehen von einer vorübergehenden Gelenkimmobilisierung ist bei liegendem Fixateur externe in den meisten Fällen eine Übungsbehandlung möglich. Die Nervenversorgung ist zu überprüfen. Das Anbringen einer abnehmbaren Fußplatte verhindert eine Spitzfußstellung. Sind die Weichteile nach der Fixateur-externe-Osteosynthese abgeheilt und ist die Metallage unauffällig, so kann die weitere Behandlung des Patienten ambulant erfolgen. Regelmäßige Vorstellungen halten wir allerdings für erforderlich.
Es empfiehlt sich nicht, schematische Richtlinien für die Belastung aufzustellen. Die Entscheidung orientiert sich vielmehr am röntgenologischen und klinischen Befund. Unter der Voraussetzung einer ausreichenden knöchernen Abstützung und reizlosen Metallage kann z.B. 4–6 Wochen nach einer Operation zur Arthrodese des Kniegelenks mit einer Teilbelastung von 20–30 kg begonnen werden. Grundsätzlich ist aber die Entscheidung in jedem Einzelfalle gesondert zu treffen. Der Übergang zur Vollbelastung ist fließend und erfordert den Nachweis einer ausreichenden knöchernen Durchbauung. Die Metallentfernung sollte stufenweise durchgeführt werden. Eine Narkose ist dazu nicht erforderlich. Die Metallaustrittsstellen sind vor der Entfernung der Steinmann-Nägel und der Schanz-Schrauben sorgfältig zu säubern und zu desinfizieren.

Röntgenologische Untersuchung und Beurteilung der Frakturheilung

Die röntgenologische Kontrolluntersuchung bei liegendem Fixateur externe hat die Metallage zu berücksichtigen. In der Regel sind statt der Aufnahme in der seitlichen Richtung 2 Schrägbilder anzufertigen, um der Metallüberlagerung Rechnung zu tragen.

9 Anhang: Montage des Fixateur-externe bei Osteotomien und Arthrodesen

Tibiakopfosteotomie mit Fixateur-externe-Osteosynthese

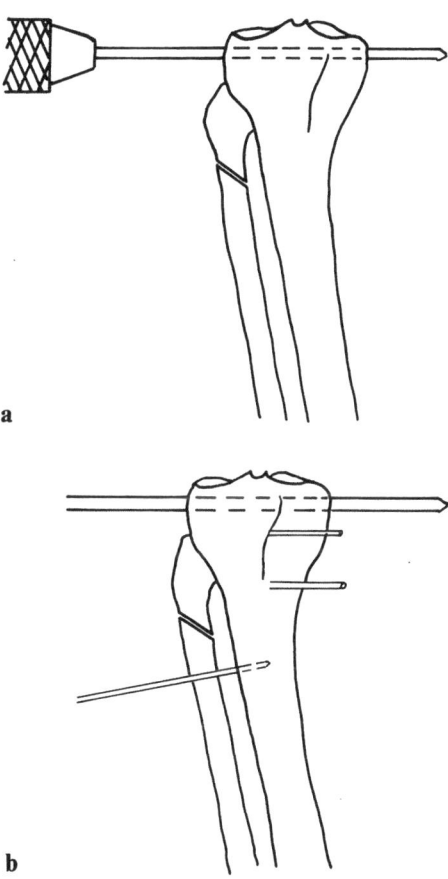

a

b

Abb. 39 a, b Nach der Fibulaosteotomie wird ein Steinmann-Nagel in frontaler Richtung durch den Schienbeinkopf 1,5 cm distal der Kniegelenkoberfläche und parallel dazu verlaufend eingebracht. Die Technik erfolgt nach dem oben beschriebenen Vorgehen. Einbringen eines Kirschner-Drahts in frontaler Richtung, distal der geplanten Osteotomiehöhe und dem vorgesehenen Korrekturwinkel entsprechend. In ventrodorsaler Richtung markiert jeweils ein Kirschner-Draht proximal und distal der Osteotomie die Rotationsstellung

Tibiakopfosteotomie mit Fixateur-externe-Osteosynthese

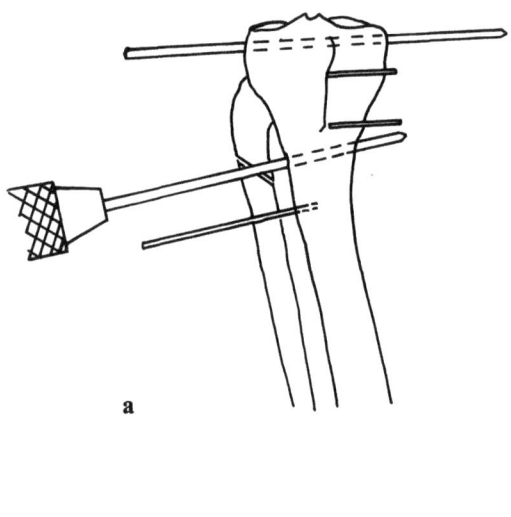

a

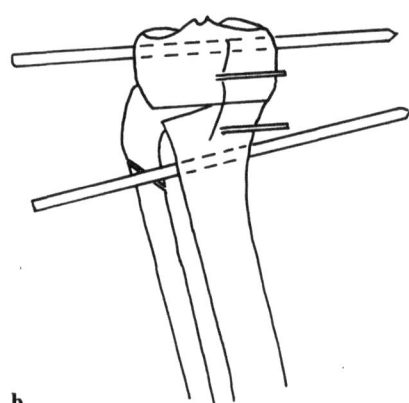

b

Abb. Vorbohren und Einbringen eines Steinmann-Nagels in frontaler Richtung
40a, b parallel zu dem in Korrekturwinkel liegenden Kirschner-Draht **a**. Osteotomie und Keilentnahme an der geplanten Stelle **b**

Tibiakopfosteotomie mit Fixateur-externe-Osteosynthese

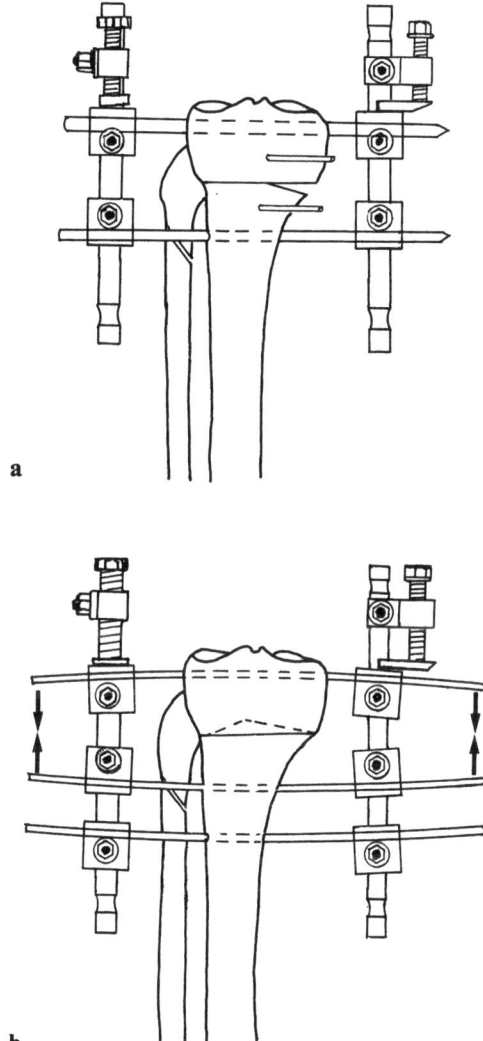

a

b

Abb. Reposition, Anbringen der Rohre mit den aufgesetzten Drehbacken und
41 a, b axiale Kompression mit dem Spanngerät **a**, mit einer Verbrügge-Zange
oder von Hand. Nach dem Ineinanderstauchen der Osteotomieflächen Fixation der Backen. Die Stabilität kann durch einen weiteren Steinmann-
Nagel im distalen Hauptfragment erhöht werden **b**

Osteotomie am distalen Unterschenkel
mit Fixateur-externe-Osteosynthese

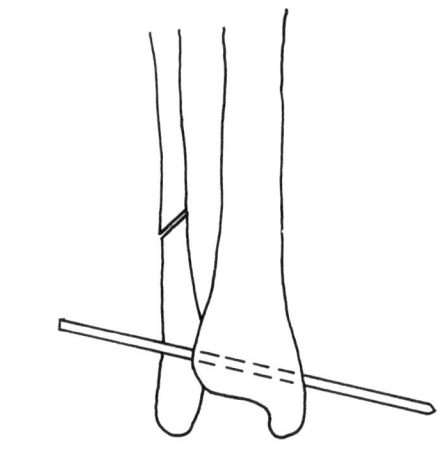

a

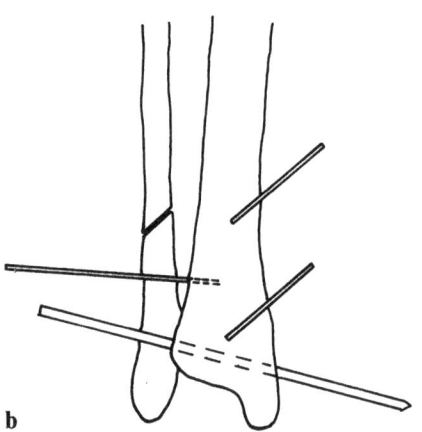

b

Abb. Resektionsosteotomie an der distalen Fibula. Vorbohren und Einbringen
42 a, b eines Steinmann-Nagels 2 cm proximal der distalen Tibiagelenkfläche und
parallel dazu verlaufend **a**. Markierung des Korrekturwinkels mit einem
Kirschner-Draht in frontaler Richtung und Anbringen jeweils eines Kirsch-
ner-Drahtes proximal und distal der geplanten Osteotomie in ventrodorsaler Richtung zur Rotationskontrolle **b**

Osteotomie am distalen Unterschenkel mit Fixateur-externe-Osteosynthese

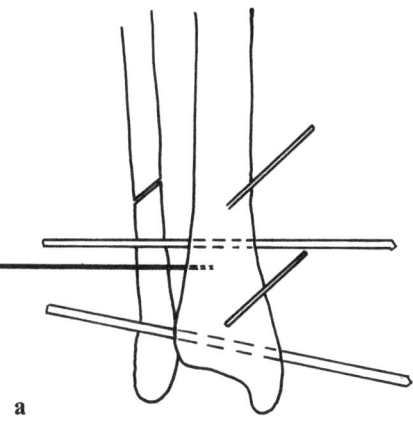

a

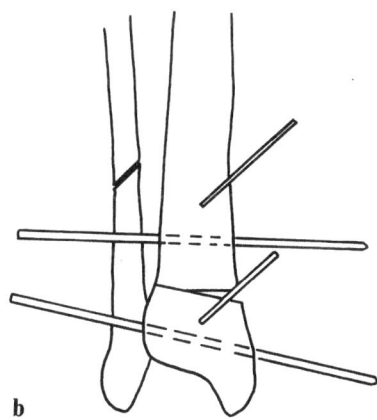

b

Abb. Vorbohren und Einbringen eines Steinmann-Nagels in frontaler Richtung
43a, b proximal der geplanten Osteotomie und unter Berücksichtigung des Korrekturwinkels **a**. Osteotomie und Entnahme des Knochenkeils entsprechend
der vorangegangenen Planung **b**

Osteotomie am distalen Unterschenkel mit Fixateur-externe-Osteosynthese

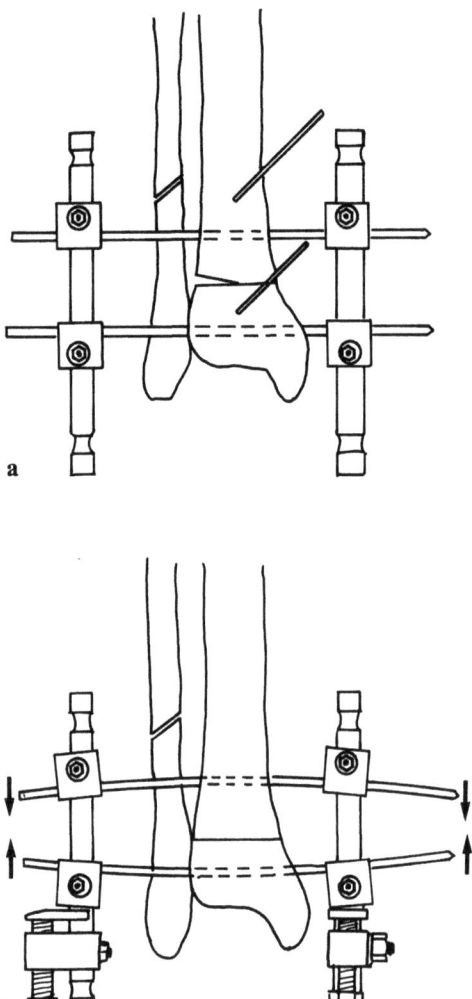

Abb. Reposition, Anbringen der Rohre mit den drehbaren Backen **a**. Axiale
44a, b Kompression unter Einstauchung der Osteotomieflächen und Fixation der
Backen **b**

Osteotomie am distalen Unterschenkel mit Fixateur-externe-Osteosynthese

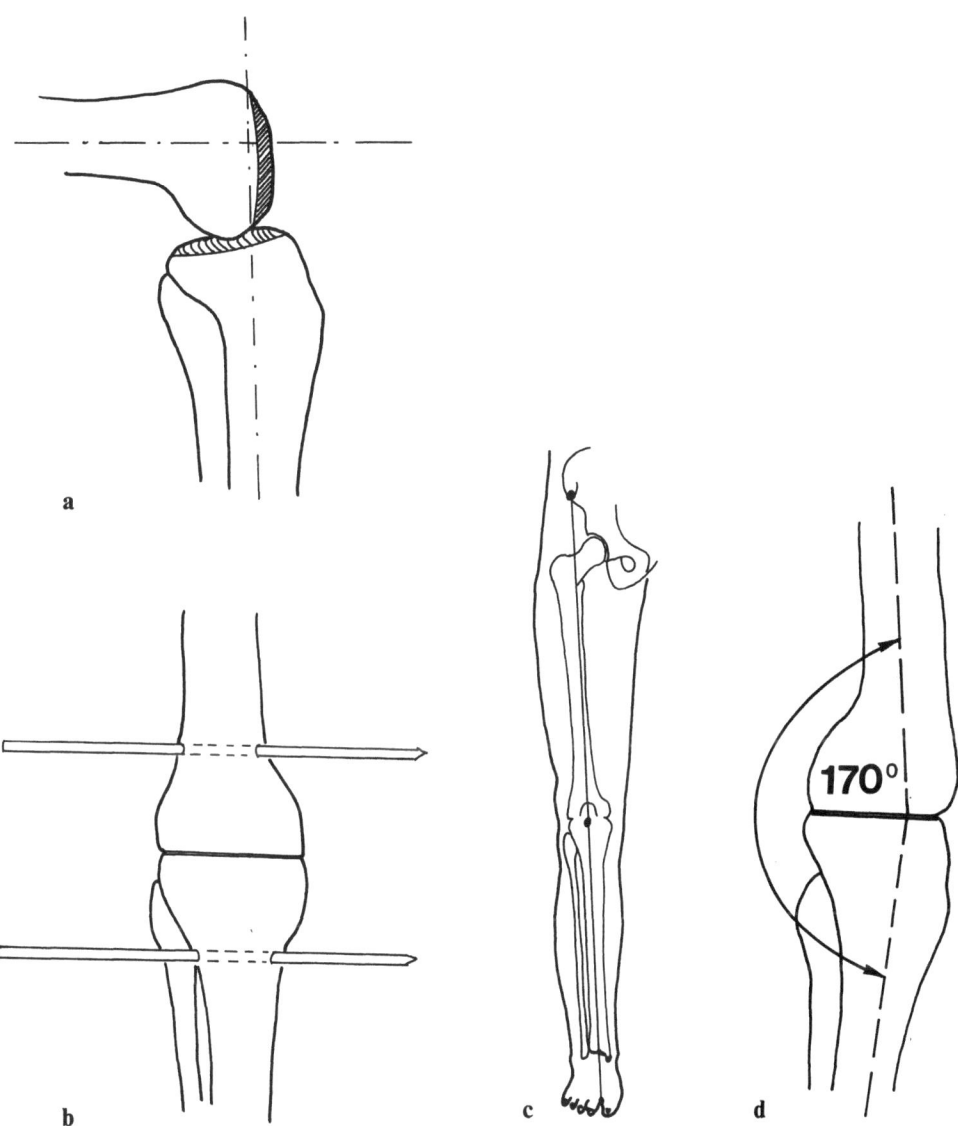

Abb. 45a–d Resektion des Gelenkknorpels und leicht walzenförmige Zurichtung mit angedeuteter Konvexität an der Femurrolle und Konkavität am Schienbeinkopf **a**. Reposition in die gewünschte Arthrodesenstellung. Vorbohren und Einbringen eines Steinmann-Nagels in frontaler Richtung im suprakondylären Bereich und am distalen Schienbeinkopf jeweils parallel zum Arthrodesenspalt verlaufend **b**. Die Einstellung zur Arthrodese des Kniegelenks sollte in folgender Position erfolgen: Valgisation **c** und Flexion **d** von je 5–10 Grad

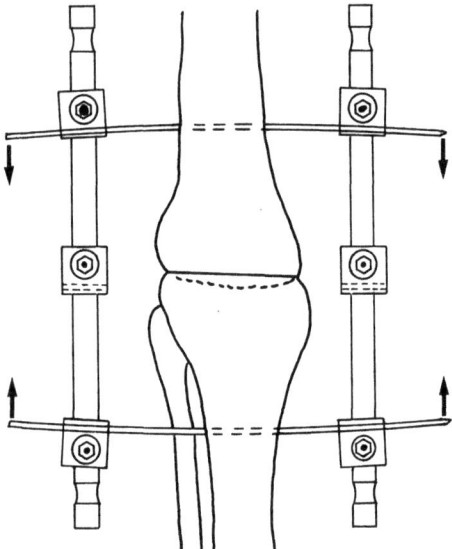

Abb. 46 Anbringen der seitlichen Rohre mit den drehbaren Backen, deren Zahl von der weiteren Planung abhängt. Nach der Montage des frontalen Rahmens erfolgt die axiale Kompression mit Einstauchung der Knochenflächen. Fixation der Backen

---→

Abb. Das weitere Vorgehen hängt ab von der geplanten Montageform. *Erste*
47a, b *Möglichkeit:* Vervollständigung der Montage zum räumlichen Fixateur externe. Dazu wird nach entsprechendem Vorbohren von vorne in ventrodorsaler Richtung jeweils proximal und distal des Arthrodesenspalts eine Schanz-Schraube eingebracht. Ergänzende Montage mit einem ventral gelegenen Rohr und 4 Backen. Die Schanz-Schrauben werden unter leichte Vorlast gebracht. Fixation der Backen. Seitliche Verstrebung des ventralen Rohrs mit dem Rahmen durch einen lateral und medial angebrachten Steinmann-Nagel. Nachziehen der Schrauben. Diese Montage ist in besonderem Maße geeignet, das in ventrodorsaler Richtung einwirkende Biegemoment zu neutralisieren

Kniearthrodese mit Fixateur-externe-Osteosynthese

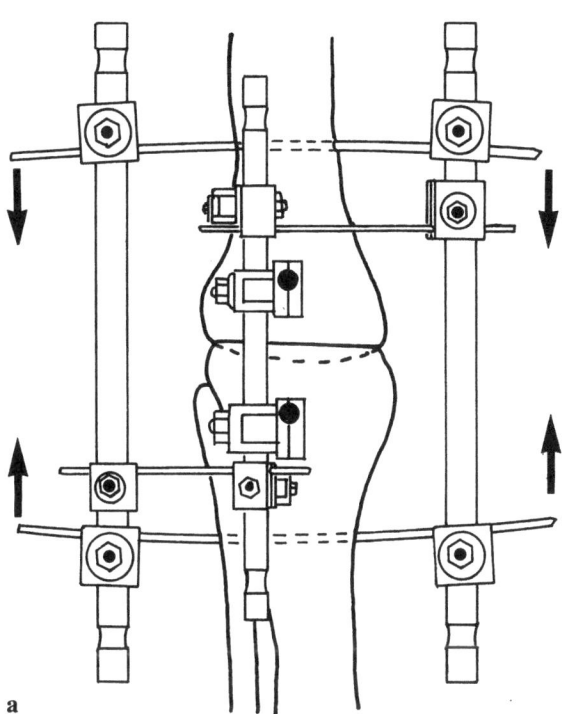

a

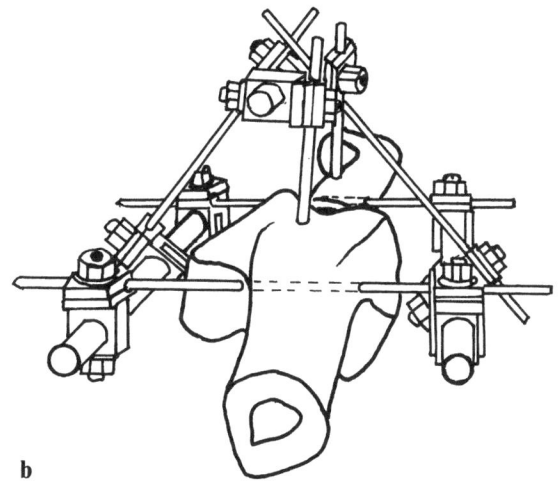

b

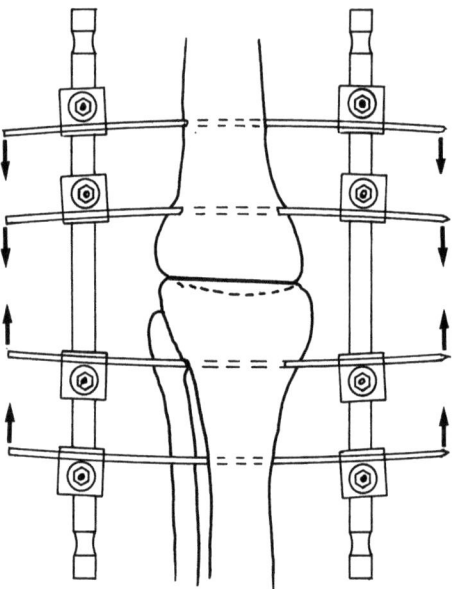

Abb. 48 *Zweite Möglichkeit:* Nach dem Anlegen des frontalen Rahmens (s. Abb. 46) wird in frontaler Richtung proximal und distal des Arthrodesenspalts jeweils ein weiterer Steinmann-Nagel nach entsprechendem Vorbohren eingebracht. Die Technik ist am Beispiel des Unterschenkels oben ausführlich beschrieben. Das auf die drehbaren Backen aufgesetzte Führungsinstrument vermeidet ein Abweichen von der gewünschten Richtung beim Bohren (s. Abb. 15g, h). Auch der 3. und 4. Steinmann-Nagel werden unter Vorlast gebracht

Arthrodese des oberen Sprunggelenks mit Fixateur-externe-Osteosynthese

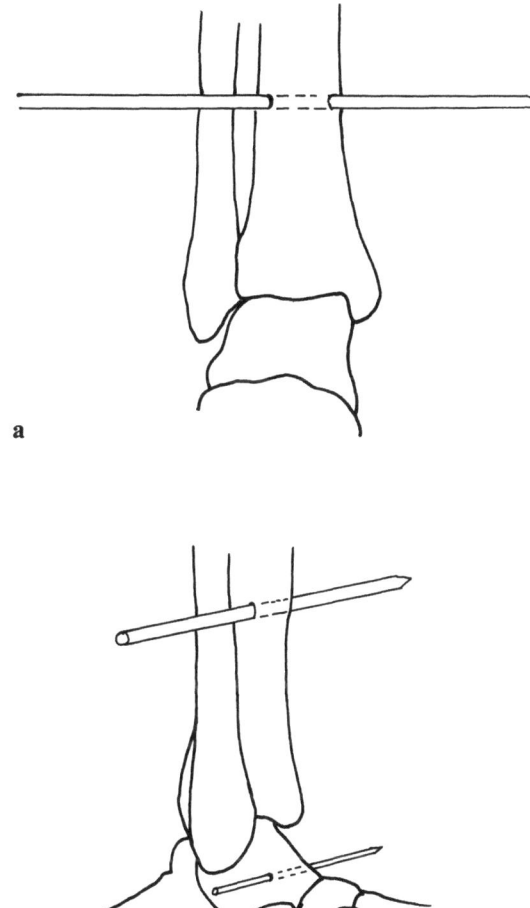

Abb. Entsprechend der oben beschriebenen Technik 6–8 cm oberhalb des oberen
49a, b Sprunggelenks Anbringen eines Bohrlochs in frontaler Richtung durch die
Tibia vor der Fibula und Eindrehen eines Steinmann-Nagels **a**. Parallel
dazu Einbringen eines Kirschner-Drahts durch den Talushals in der Verlängerungslinie der vorderen Tibiakante **b**

Arthrodese des oberen Sprunggelenks mit Fixateur-externe-Osteosynthese

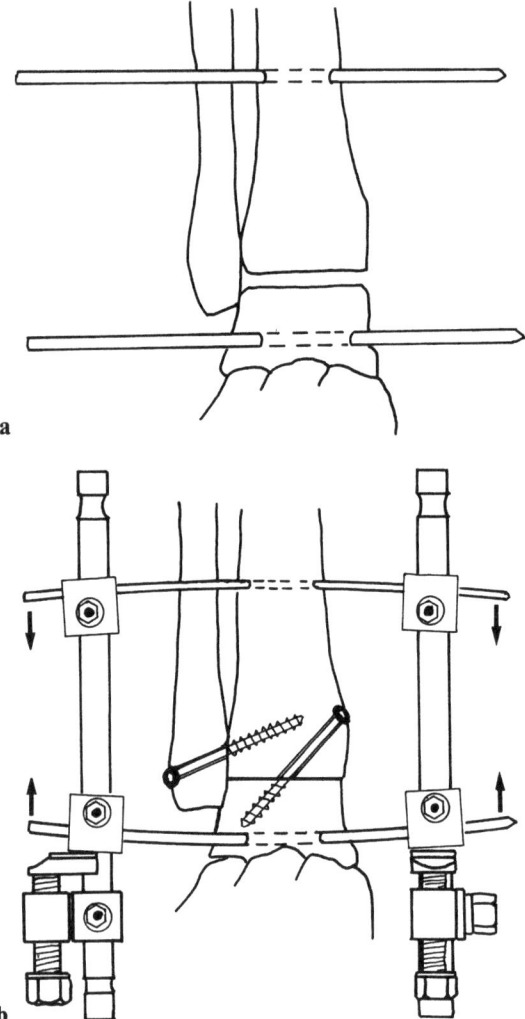

a

b

Abb. 50a, b Nach Abmeißelung der Gelenkoberfläche an Tibia und Talus und Zurichtung der Flächen wird der Kirschner-Draht am Talushals durch einen Steinmann-Nagel ersetzt. Reposition in die gewünschte Arthrodesenstellung **a.** Anbringen der seitlichen Rohre mit den drehbaren Backen und Ausübung axialer Kompression **b.** 2 ergänzende Zugschrauben wirken stabilitätserhöhend. Die Einstellung zur Arthrodese des oberen Sprunggelenks erfolgt bei der Frau in einer leichten Spitzfußstellung von 10–15 Grad in Abhängigkeit von den Gewohnheiten hinsichtlich des Schuhwerks und beim Mann in Neutralstellung. Bei Mann und Frau sollte der Fuß außerdem eine Valgusposition von 3–5 Grad einnehmen. Hinsichtlich der Rotation ist darauf zu achten, daß der Fuß um etwa 15 Grad in bezug auf das Kniegelenk nach außen gedreht steht

Addendum

Koautor: FRIDOLIN SÉQUIN, Dipl.-Ing. ETH

Zwei kürzlich eingeführte Veränderungen der Schanz-Schrauben und der Steinmann-Nägel haben dazu beigetragen, das Rohrsystem stabiler und leichter anwendbar zu machen. Sie werden deshalb in diesem Addendum kurz dokumentiert.

1. Es hat sich gezeigt, daß *Schanz-Schrauben, welche nur mit einem kurzen Gewinde* in der Gegenkortikalis ankern, verschiedene Vorteile bieten:

- Eine Schanz-Schraube mit kurzem Gewinde (18 mm), welche nur in der Gegenkortikalis ankert und die dem Operateur zugewandte Kortex als Stab durchquert, bietet größere Steifigkeit als Schanz-Schrauben mit langem Gewinde in beiden Kortikales. Die so beschaffene Schanz-Schraube von 4,5 mm übertrifft an Stabilität die 5-mm-Schanz-Schraube mit langem Gewinde (Abb. A 1 a–c).
- Versieht man die Schanz-Schraube lediglich mit einem kurzen Gewinde, so benötigt man nur einen Schraubentypus verschiedener Länge, um sämtliche Stabilisierungsaufgaben zu erfüllen (Abb. A 1 d).
- Die unilaterale Montage gewinnt an Biegesteifigkeit und auch etwas an Torsionsstabilität durch Anwendung von zwei parallelen Rohren in unmittelbarer Nachbarschaft zueinander (Abb. A 2).
- Der Gebrauch von 4,5-mm-Schanz-Schrauben erlaubt die Verwendung der standardisierten 3,5-/4,5-mm-Instrumente beim Einbringen dieser Schanz-Schrauben.

2. Um das Einbringen dieser Schanz-Schrauben zu erleichtern, wurde eine *Bohrbüchse von 5 mm Innendurchmesser* (6 mm Außendurchmesser) geschaffen, welche die existierende 3,5-mm-Bohrbüchse und ihren Trokar aufnimmt (Abb. A 3).
Das Bohren des 3,5-mm-Lochs und das Erweitern auf 4,5 mm zum Einbringen der Schanz-Schraube kann durch die Bohr-

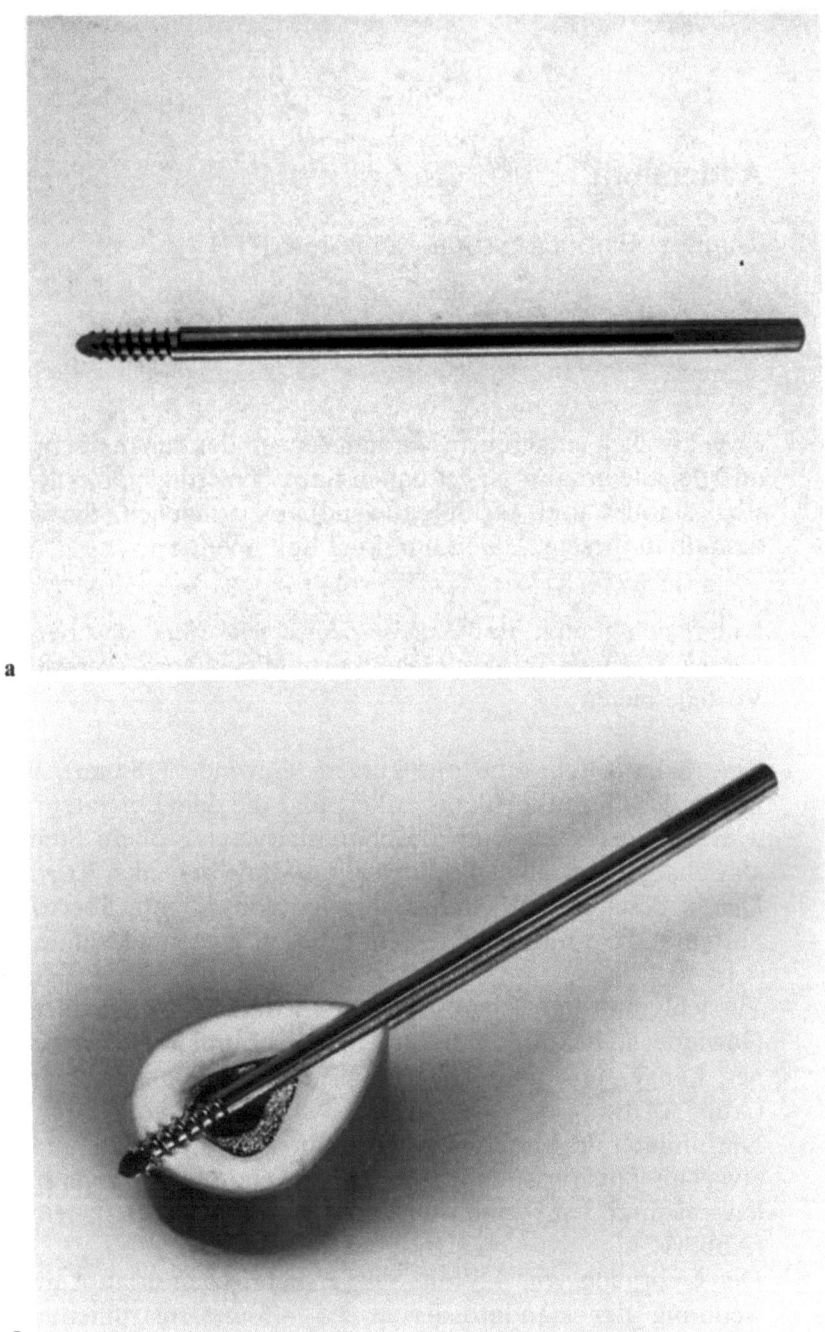

a

c

Abb. **a** Schanz-Schraube mit kurzem (18 mm) Gewinde. **b** Gewindeende von
A 1 **a**. **c** Schanz-Schraube mit Gewinde in Gegenkortikalis. **d** Reihe der verfüg-
baren Schanz-Schrauben mit kurzem Gewinde

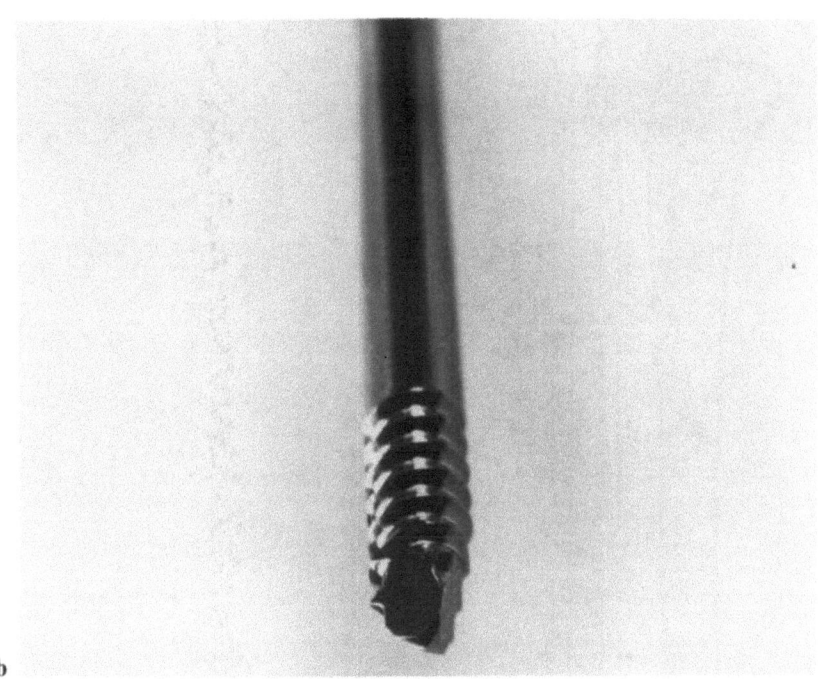

b

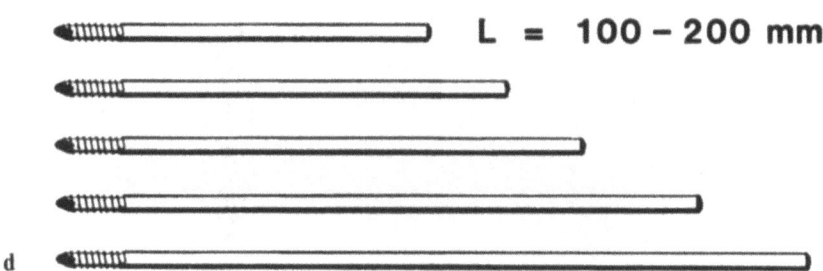

L = 100 – 200 mm

d

87

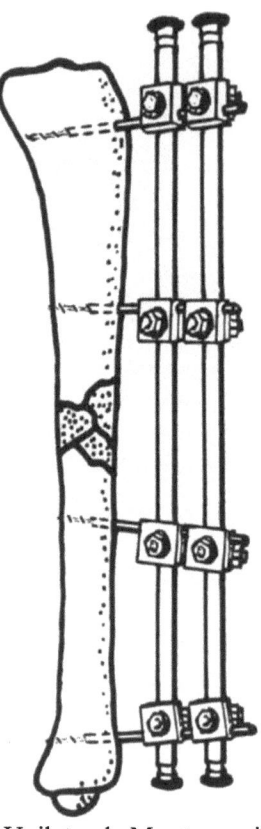

Abb.
A2   Unilaterale Montage mit Doppelrohr

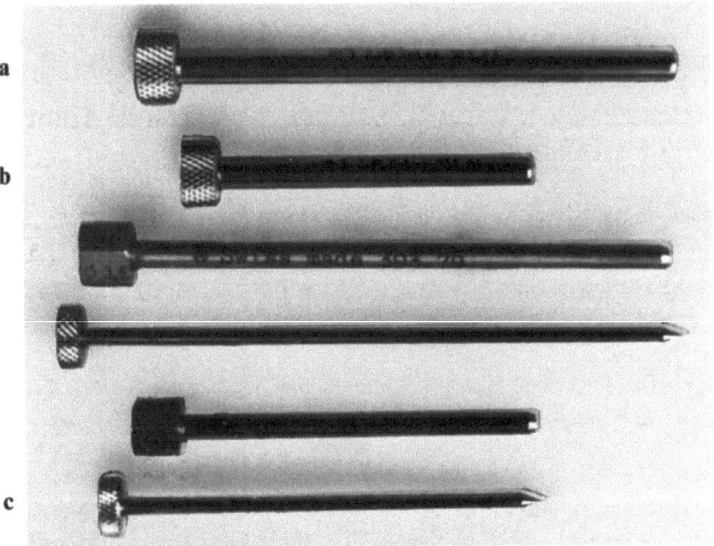

Abb.   Neue 5-mm-Bohrbüchse, lang (**a**) und kurz (**b**) sowie 3,5-mm-Bohrbüchse
A3   und Trokar (**c**)

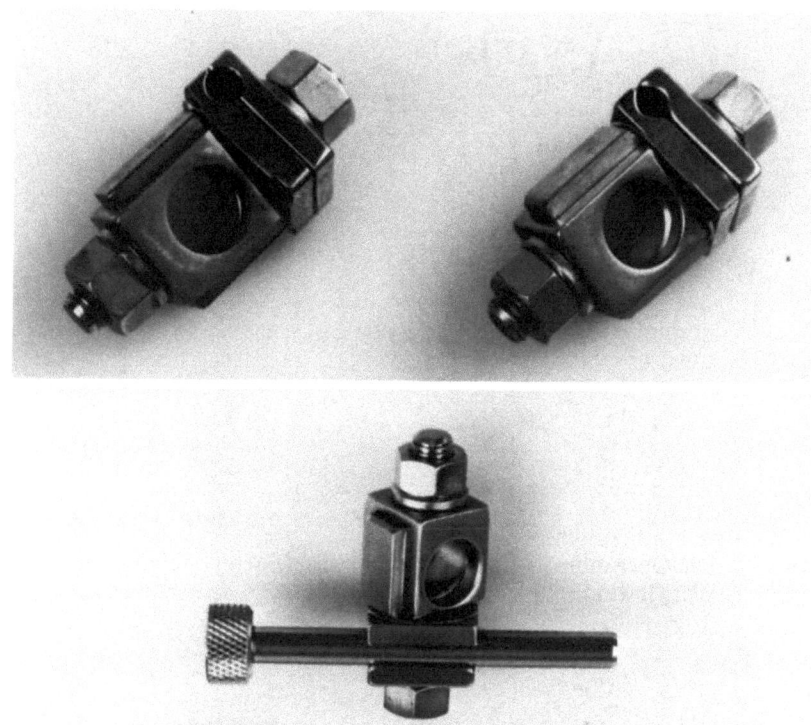

Abbr.
A 44
Alte (für Durchmesser bis 5 mm) und neue (für Durchmesser bis 6 mm) *schwenkbare Universalbacke.* (Alte Backen können abgeändert werden!)
Unten: Schwenkbare Universalbacke mit neuer 5-mm-Bohrbüchse

büchse erfolgen. Dadurch kann das Bohrloch im Knochen wesentlich leichter gefunden werden.

3. Die *einfache schwenkbare Backe* wird jetzt so konstruiert, daß die neue Bohrbüchse mit 6 mm Außendurchmesser (Abb. A 4) eingebracht werden kann. Die alten, einfachen schwenkbaren Backen können ohne weiteres umgerüstet werden.

Die vier Schritte zum Anbringen einer Schanz-Schraube sind in Abb. A 5 illustriert. Sie können wie folgt charakterisiert werden:

a) Der 3,5-mm-Trokar in der Bohrbüchse von 3,5 mm und diese wiederum in der Bohrbüchse von 5 mm Innendurchmesser werden durch eine Stichinzision in Knochenkontakt gebracht.
b) Der Trokar wird entfernt, und mit dem 3,5-mm-Bohrer werden beide Kortikales durchbohrt.

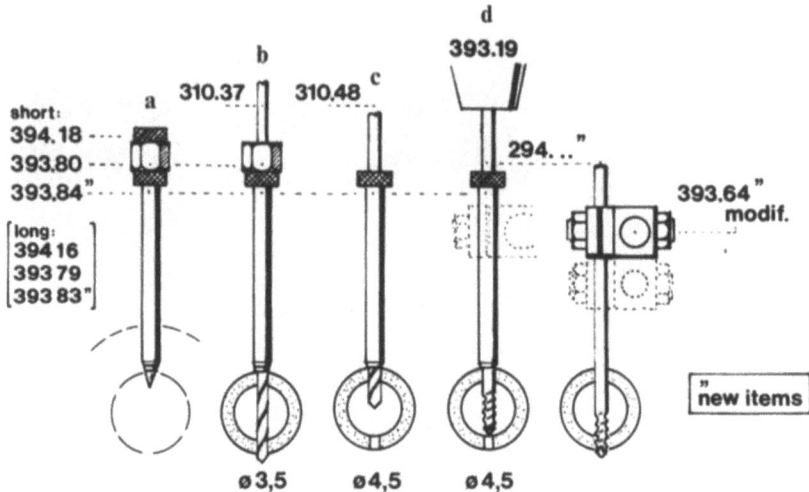

Abb.
A 5   Die Operationsschritte für das Einbringen einer Schanz-Schraube mit kurzem Gewinde

c) Entfernen der 3,5-mm-Bohrbüchse und Erweitern des proximalen Kortikalislochs auf 4,5 mm mit dem entsprechenden Bohrer.

d) Die 4,5-mm-Schanz-Schraube kann nun durch die in situ belassene 5-mm-Bohrbüchse mit Hilfe des Universalfutters mit Handgriff eingedreht werden. Jetzt kann die 5-mm-Bohrbüchse ebenfalls entfernt werden. Die schwenkbare Universalbacke läßt sich nun an der Schanz-Schraube befestigen (s. im übrigen die konsekutiven operativen Schritte für die unilaterale Montage).

4. Für Fälle mit Defekt und ausgeprägter Instabilität – vor allem bei schweren Infekten – wird nach wie vor die *bilaterale oder noch eher die räumliche Montage* empfohlen, die mit Hilfe von Steinmann-Nägeln zu konstruieren sind.
In solchen Fällen wird man ein Maximum an Stabilität zu erreichen trachten, was bedeutet, daß die *Steinmann-Nägel* fern vom Herd möglichst weit und diejenigen nahe am Herd möglichst nahe gelegt werden. Um das Einbringen der Steinmann-Nägel zu erleichtern und wenige Hitzeschäden zu verursachen, sind sie mit einer *Bohrspitze* versehen worden, welche einen sehr stumpfen Winkel aufweist, so daß die Nägel leicht eingebracht werden können. Die stumpfe Spitze vermeidet zudem weitgehend die Gefahr, daß sich Patient oder Pflegepersonal daran verletzen (Abb. A 6).

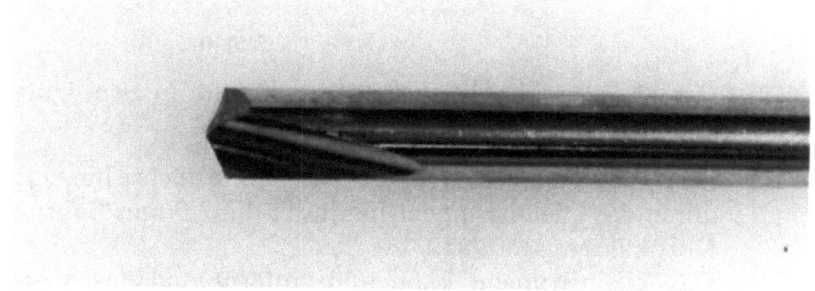

Abb.
A 6   Geänderte Spitze des *Steinmann-Nagels*

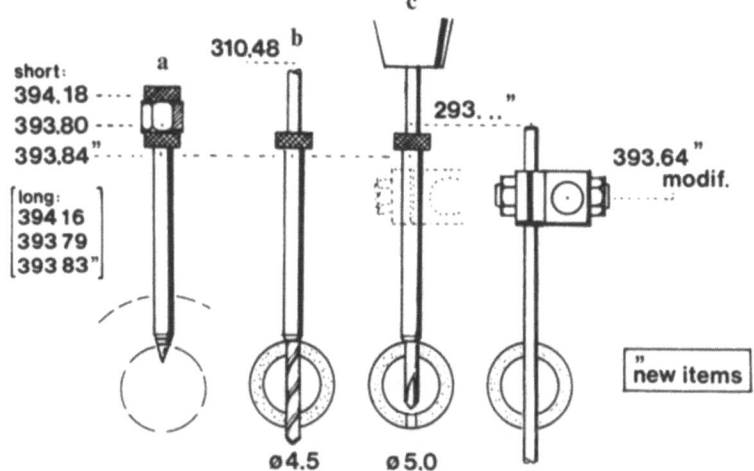

Abb.   Operationsschritte für das Einbringen eines *Steinmann-Nagels* (siehe auch
A 7   „wichtige Bemerkungen"!)

Die drei Schritte zum Einbringen von 5-mm-Steinmann-Nägeln
sind die folgenden (Abb. A 7):

a) Die Kombination von 3,5-mm-Trokar, 3,5-mm-Bohrbüchse und
5-mm-Bohrbüchse wird durch Stichinzision in Knochenkontakt
gebracht.

b) Der 3,5-mm-Trokar und die 3,5-mm-Bohrbüchse werden entfernt, und beide Kortikales werden durch die liegende 5-mm-
Bohrbüchse auf 4,5 mm aufgebohrt.

Wichtige Bemerkung: Beim Aufbau eines bilateralen Rahmens
oder der räumlichen Montage sollte das entsprechende Zielinstrument verwendet werden, um die Gegenseite genau zu treffen.

91

Der oben erwähnte Schritt b) ist deshalb in zwei Unterschritte zu unterteilen:

– Dem Zielinstrument wird die 5-mm-Bohrbüchse hinzugefügt und durch das Zielinstrument hindurch die 3,5-mm-Bohrung beider Kortikales ausgeführt.
– Das Zielinstrument kann nun entfernt und das 3,5-mm-Loch auf 4,5 mm mit dem entsprechenden Bohrer durch die 5-mm-Bohrbüchse hindurch erweitert werden.
Dieses Vorgehen erlaubt ein genaues Zielen der Steinmann-Nägel, so daß sie ohne Schwierigkeiten die schwenkbare Universalbacke der Gegenseite treffen.

c) Die Steinmann-Nägel werden mit dem Universalfutter mit Handgriff durch die 5-mm-Bohrbüchse eingebracht. Die schwenkbare Universalbacke läßt sich nun über die Steinmann-Nägel einführen.

Der unilaterale Festhalter mit einem Rohr

Indikation: Zweitgradig und drittgradig offene Frakturen mit zwei Hauptfragmenten, mit oder ohne Drehkeil.
Prinzip: Interfragmentäre Zugschrauben geben die eigentliche interfragmentäre Kompressionsosteosynthese, und der äußere Festhalter dient lediglich der „Neutralisierung" des Frakturherdes.

Die operativen Schritte sind die folgenden:

1. Schraubenosteosynthese (sehr oft durch die traumatische Wunde möglich, ohne zusätzliche Inzisionen).
2. Einbringen der distalen Schanz-Schraube [Aufbohren beider Kortikales auf 3,5 mm und dann Erweitern des proximalen Bohrlochs (Gleitloch) auf 4,5 mm].
3. Anbringen der proximalen Schanz-Schraube mit gleicher Operationstechnik wie die distale.
4. Anbringen des Rohres mit 4 (bzw. 6) schwenkbaren Universalbacken, die auf dem Rohr aufgesetzt sind.
5. Die lokale Osteosynthese durch Zugschrauben führt oft zum direkten Heilvorgang, so daß sich ein weiteres operatives Vorgehen erübrigt. Die Schanz-Schrauben 3 und 4 können deshalb so nahe wie möglich an den Frakturherd gebracht werden. Das Anbringen der Bohrlöcher für diese Schrauben erfolgt durch

die schwenkbaren Universalbacken, mit dem weiter vorne beschriebenen „Dreigespann" von 3,5-mm-Trokar und 5-mm-Bohrbüchse.

6. Die Schanz-Schrauben werden unter Vorlast gebracht, entweder *intra*fragmentär durch Biegen der Schraubenschäfte gegeneinander oder *inter*fragmentär bei guter, lokaler Zugschraubenosteosynthese.

Unilateraler äußerer Festhalter mit Doppelrohr

Indikation: Offene Frakturen zweiten und dritten Grades mit instabiler Trümmerzone oder Substanzverlust.

Prinzip: Um die Rigidität des äußeren Festhalters zu vermehren, werden zwei Rohre in unmittelbarer Nachbarschaft zueinander, so nahe wie möglich am Knochen, angewandt.

Obwohl der äußere unilaterale Festhalter mit einem Rohr schon eine recht gute Stabilität vermittelt, kann diese durch die Verwendung des *Doppelrohrs* vermehrt werden. Diese Montage benötigt nicht sehr viel mehr Platz, sofern die Rohre dicht aneinandergefügt werden. Je nach Weichteilverhältnissen ist die unilaterale Montage rein sagittal oder von medial her einzubringen. Um die Stabilität zu vergrößern, kann man sich auch einer doppelten unilateralen Montage in V-Form bedienen.

Die einzelnen operativen Schritte sind die folgenden:

1. Einbringen der distalen Schanz-Schraube.
2. Einbringen der proximalen Schanz-Schraube.
3. Anbringen der zwei Rohre, welche mit 4 (unter Umständen 6) schwenkbaren Universalbacken versehen sind. Es erfolgt nun die genaue Reposition der Fraktur, wobei man der korrekten Rotation besondere Beachtung schenken soll, durch Kontrolle mit der Gegenseite.
4. Einbringen der zweiten distalen Schanz-Schraube. Die Plazierung dieser Schraube hängt von der weiteren Planung ab. Zieht man eine spätere lokale Osteosynthese in Betracht, so sollte die zweite Schraube nicht zu nahe an den Frakturherd gebracht werden. Immerhin muß zwischen den zwei Schanz-Schrauben ein Abstand von mindestens 5 cm verbleiben. Wenn man die Lösung als vermutlich definitiv ansieht, so kann die zweite distale Schraube relativ nahe an den Frakturherd herangebracht werden. Die Stabilität der Montage nimmt so deutlich zu.

5. Einbringen der zweiten proximalen Schraube, wobei auch hier die gleichen Überlegungen gelten wie für das Plazieren der vierten Schraube.
6. Die Schanz-Schrauben sollten *intra*fragmentär unter Vorlast gebraucht werden (s. Abb. 38 des Manuals).

Rekapitulation betreffend Vorlast der Steinmann-Nägel und der Schanz-Schrauben

Ein Implantat unter passiver Wechsellast und ohne Vorspannung, die größer ist als die Wechsellast, erleidet Mikrobewegungen und führt zu Knochenresorption und damit zur Lockerung des Implantats. Beim äußeren Festhalter gibt es verschiedene Möglichkeiten, um die Vorlast zu verwirklichen:

1. *Steinmann-Nägel* in bilateralem Rahmen oder in einer räumlichen Montage können sehr leicht unter Vorlast gebracht werden, indem man sie gegeneinander biegt. Meist wird dies zwischen Steinmann-Nägeln im gleichen Fragment durchgeführt werden müssen (*intra*fragmentäre Vorlast) oder, sofern der Frakturherd durch eine lokale Zugschraubenosteosynthese stabilisiert ist, kann man auch die Steinmann-Nägel über dem Frakturherd gegeneinander verspannen (*inter*fragmentäre Vorlast).
Vorlast zwischen den Steinmann-Nägeln kann die Haut unter Spannung bringen, und diese Spannung muß durch kurze Inzisionen entlastet werden.
2. Vorlast bei der unilateralen Montage. Zwei Schanz-Schrauben können unter Vorlast gebracht werden, indem man sie innerhalb des gleichen Fragments (*infra*fragmentär) gegeneinander biegt. Bei der unilateralen Montage mit Doppelrohr ist die Vorspannung besonders wirksam und wird nach dem in Abb. 38 des Manuals dargestellten Verfahren erreicht.

Doppelrohranwendung ist besonders wichtig bei der Verwendung des äußeren Festhalters am Femur.
Theoretisch könnte man bei Querfrakturen oder kurzen Schrägfrakturen die *inter*fragmentäre Vorlast auch durch vorgängiges leichtes Kippen der Hauptfragmente gegeneinander erreichen, indem dann das Verspannen der Nägel die Kippung wieder ausgleichen würde. Dieses Verfahren ist aber außerordentlich schwierig zu verwirklichen und sollte deshalb nicht versucht werden.

Literatur

1 Anderson R (1936) An ambulatory method of treating fractures of the shaft of the femur. Surg Gynecol Obst 62:865
2 Behrens F, Searls K (1982) Unilateral external fixation experience with the ASIF "tubular" frame. In: Uhthoff HK (ed) Current concepts of external fixation of fractures. Springer, Berlin Heidelberg New York
3 Codivilla A (1904) Means of lengthening in lower limbs the muscles and tissues which are shortened through deformity. A J Orth Surg 3:353
4 Hax PM (1984) Mechanische Untersuchungen zum Klammerfixateur externe. Dissertation, Gesamthochschule Essen (in press)
5 Hierholzer G, Kleining R, Hörster G, Zemenides P (1978) External fixation. Classification und indications. Arch Orthop Trauma Surg 92:175
6 Hoffmann R (1942) Percutane Frakturbehandlung. Chirurg 14:101
7 Kleining R (1981) Der Fixateur externe an der Tibia. Hefte Unfallheilkd 151:(monograph)
8 Kleining R, Chernowitz A (1982) The stability of different systems. A comparative study. In: Uhthoff HK (ed) Current concepts of external fixation of fractures. Springer, Berlin Heidelberg New York
9 Kleining R, Hierholzer G (1976) Biomechanische Untersuchung zur Osteosynthese mit dem Fixateur externe. Acta Trauma 6:71
10 Lambotte A (1908) Sur l'osteosynthèse. Belg Med 231
11 Malgaigne JF (1853) Considèrations cliniques sur les fractures de la rotule et leur traitement par les griffes. J des Connaissances Med Pratiques 16:9
12 Müller KH (1982) Therapy of post-traumatic osteomyelitis. In: Uhthoff HK (ed) Current concepts of external fixation of fractures. Springer, Berlin Heidelberg New York
13 Müller ME (1955) Die Kompressionsosteosynthese unter besonderer Berücksichtigung der Kniearthrodese. Helv Chir Acta 6:474
14 Müller ME, Allgöwer M, Willenegger H (1977) Manual der Osteosynthese. Springer, Berlin Heidelberg New York
15 Niederer PG, Chiquet C (1980) Mechanical principles of external fixation, with particular consideration of stability. Internatl Fixateur externe Symposion, Duisburg. AO International, Berne
16 Stader O (1939) Treating fractures of long bones with the reduction splint. North Am Vet 20:55
17 Vidal J, Rabischong P, Bonnel F, Adrey J (1970) Etude biomèchanique du fixateur externe d'Hoffmann dans les fractures de jambe. Montpellier Chir 16:43
18 Weller S (1982) The external fixator for the prevention and treatment of infections. In: Uhthoff HK (ed) Current concepts of external fixation of fractures. Springer, Berlin Heidelberg New York

Sachverzeichnis

T. Rüedi, A. H. C. v. Hochstetter, R. Schlumpf

Operative Zugänge der Osteosynthese

Mit einem Geleitwort von M. Allgöwer
1984. 99 zum Teil farbige Abbildungen. XI, 187 Seiten
Gebunden DM 147,-. ISBN 3-540-11637-0

Manual der Osteosynthese

AO-Technik

Von **M. E. Müller, M. Allgöwer, R. Schneider, H. Willenegger**
In Zusammenarbeit mit zahlreichen Fachwissenschaftlern
2., neubearbeitete und erweiterte Auflage. 1977. 345 zum
Teil farbige Abbildungen, 2 Schablonen für präoperative
Planung. XII, 409 Seiten
Gebunden DM 236,-. ISBN 3-540-08016-3

C. F. Brunner, B. G. Weber

Besondere Osteosynthesetechniken

1981. 91 Abbildungen. X, 198 Seiten
Gebunden DM 168,-. ISBN 3-540-10776-2

U. Heim, K. M. Pfeiffer

Periphere Osteosynthesen

Unter Verwendung des Kleinfragment-Instrumentariums
der AO

2., neubearbeitete und erweiterte Auflage. 1981. 215 Abbildungen in über 500 Einzeldarstellungen. X, 416 Seiten
Gebunden DM 198,-. ISBN 3-540-10729-0

F. Séquin, R. Texhammar

Das AO-Instrumentarium

Anwendung und Wartung

Einleitung und wissenschaftliche Hinweise von
H. Willenegger
1980. Über 1300 Abbildungen, 17 Arbeitsblätter.
XVI, 306 Seiten
Gebunden DM 82,-. ISBN 3-540-10173-X

B. G. Weber, C. Brunner, F. Magerl

Der Fixateur Externe

Extremitäten – Wirbelsäule

1984. 362 teils farbige Abbildungen in 1000 Einzeldarstellungen. Etwa 270 Seiten. ISBN 3-540-13214-7
In Vorbereitung

Preisänderungen vorbehalten

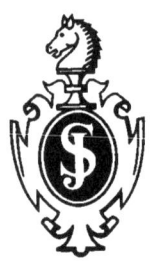

Springer-Verlag
Berlin
Heidelberg
New York
Tokyo

Springer
Audiovisuelles Lehrprogramm

Filme/Videokassetten:

Theoretische und praktische Grundlagen der Osteo-
synthese, Ergebnisse der experimentellen Forschung:
Osteosynthese – Grundlagen und moderne Anwendungen
Biomechanik der Osteosynthese
Der Kapsel-Bandapparat des Kniegelenkes –
Pathophysiologie

Operative Frakturenbehandlung und Korrektureingriffe:
Osteosynthesen bei Vorderarmfrakturen
Die Behandlung nichtinfizierter Schaftpseudarthrosen
Osteosynthesen bei Malleolarfrakturen
Osteosynthesen bei Patellafrakturen
Marknagelung
Osteosynthesen am distalen Humerus
Osteosynthesen bei Unterkieferfrakturen
Korrekturosteotomien am distalen Unterschenkel
Osteosynthesen bei Tibiakopffrakturen

Endoprothetik:
Hüft-Totalprothesen (3 Teile)
1. Teil: Instrumentarium, Operation am Modell
2. Teil: Operationstechnik
3. Teil: Komplikationen und Spezialfälle
Die Ellbogengelenkarthroplastik mit der
GSB-Endoprothese
Totalprothese des Handgelenks

Replantationschirurgie:
Mikrochirurgie bei Unfällen

Diaserien:

ASIF-Technique for Internal Fixation of Fractures
Manual of Internal Fixation
Small Fragment Set Manual
Internal Fixation of Patella and Malleolar Fractures
Total Hip Prostheses Operation on Model and in vivo.
Complications and Special Cases

Vertrieb: Springer-Verlag, Heidelberger Platz 3,
D-1000 Berlin 33. Auslieferung über den Buchhandel

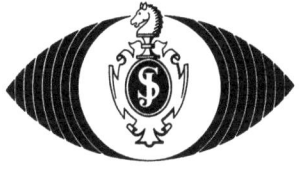

Springer-Verlag
Berlin
Heidelberg
New York
Tokyo

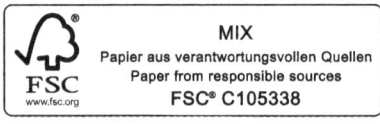

If you have any concerns about our products,
you can contact us on
ProductSafety@springernature.com

In case Publisher is established outside the EU,
the EU authorized representative is:
Springer Nature Customer Service Center GmbH
Europaplatz 3, 69115 Heidelberg, Germany

Printed by Libri Plureos GmbH
in Hamburg, Germany